Q&A ABOUT
PROSTATE DISEASES

问答
前列腺疾病

主　编　周任远　王国民

编　者　(按姓氏笔画排序)

王国民　开　凯　汤　海　杨　鲲　肖　军

沈　俞　陈美如　陈鹏飞　孟　立　苗　帅

周任远　徐　阳　郭一俊

复旦大学出版社

主编简介

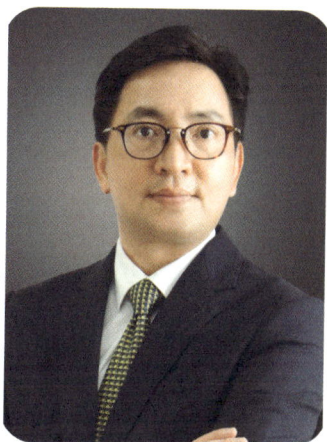

周任远 医学博士，主任医师，复旦大学硕士研究生导师。复旦大学附属华山医院静安分院大外科主任、泌尿外科主任。中国医师协会男科与性医学医师分会常委、上海市医师协会男科医师分会副主任委员、上海市医学会男科学分会委员、上海市泌尿外科质控专家组组长、上海市泌尿外科会诊服务部副主任、康中会第四届执行主席。

曾在美国康奈尔大学纽约长老会医院和亚利桑那大学访问学习，从事泌尿外科临床、科研和教学工作。专注排尿障碍性疾病，擅长诊治前列腺增生、前列腺癌、前列腺炎、男性更年期、性功能障碍及各类尿失禁疾病。主持并完成上海市静安区医学重点学科建设项目（编号2021ZD01）；发表核心期刊和 SCI 收录论文 80 余篇；主持并完成药物临床研究5 项；主编《勃起功能障碍诊疗专家共识》；主译《商环男性包皮环切术手术指南》；参与编写"迟发性性腺功能减退专家共识""精索静脉曲张专家共识"及"中国老年脑卒中患者泌尿功能减退管理指南"等。

王国民 教授，主任医师，博士生导师，复旦大学附属中山医院临床教学督导组专家。曾任国家医学考试中心专家委员会专家。复旦大学上海医学院原常务副院长，复旦大学附属中山医院原副院长、泌尿外科原主任等。

毕业于上海医科大学医学系，在泌尿外科领域（临床、教学和科研）深耕55年有余，擅长泌尿系统肿瘤、结石、前列腺疾病的诊治及微创外科技术的应用。主持完成多项国家级、市级科研课题。担任10多本核心学术期刊的副主编或编委。担任国家重大文化工程《辞海》（第7版）外科分科主编，全国高等学校教材《外科学》（第6、7、8版）泌尿外科分编负责人。培养30余名硕士和博士研究生。发表论文300余篇、科普文章50多篇；主编或参编专著、教材20余本。

上海市中西医结合学会泌尿男科专业委员会创始人之一、原主任委员。现任上海市中西医结合学会高级荣誉会员、专家委员会副主任委员、泌尿男科专业委员会顾问。中国知名泌尿系统腹腔镜微创治疗领域开拓者和领军人。20世纪90年代初，在国内率先开展腹腔镜在泌尿系统的应用，组织和主持13届上海泌尿系统腹腔镜微创治疗学习班，邀请国内外著名学者进行演讲及手术演示，促进中外医学交流和人才培养。

曾获国家科技成果发明奖，国家教材成果一、二等奖，中国中西医结合学会科学技术奖，中国内镜杰出领袖奖，中国达芬奇机器人杰出贡献奖（2016）及奠基人荣誉；上海市育才奖（2次），上海市中西医结合学会"盘古奖"和上海市医学会"宗师奖"。享国务院颁发政府特殊津贴。

序

前列腺是男性的附属性腺，在人体里是一个小器官，但它是男性身体的生命"腺"，伴随并管理着男性从青春期到老年期的生命过程，关乎生命周期的生活质量，发挥不可替代的内分泌作用。

前列腺疾病主要包括前列腺炎、前列腺增生和前列腺癌，它们是青年、中年和老年男性泌尿生殖系统最常见的疾病，涵盖感染、增生、梗阻及肿瘤等。一般来说，疾病本身不会直接威胁患者的生命，但是它会严重影响患者的生活质量，所以人们对它的误区比较多，在媒体的"曝光率"很高。患者很难从报刊、网络等媒体获取比较全面的信息，缺乏系统的、正确的认知，容易造成误解，甚至是恐慌。本书采用问答形式，分上篇"前列腺疾病的基本知识"和下篇"前列腺疾病的诊断、治疗和康复"，共十个主题，希望与读者之间形成良好的沟通和交流，提高人们对前列腺疾病的认知，有利于前列腺疾病的防治。

随着社会的进步、科技的迅速发展，治疗前列腺疾病的各种手段在近二十多年中发生了翻天覆地的变化，新的药物不断涌现，疗效都不错；治疗设备、器械不断出新，相应的手术方式日新月异，比如，前列腺增生的手术治疗率先在外科领域跨入了腔内微创时代，经尿道前列腺电切（transurethral resection of the prostate，TURP）衍生出各种激光手术；前列腺癌根治术被引入达芬奇机器人操控，使泌尿外科首先在外科领域踏入人工智能化行列等。这些位居时代前列的技术成果正在临床越来越普及，并逐渐成为前列腺增生及前列腺癌的主流手术方式。因此，前列腺疾病的防治前景是一片蓝天，给每一位男性的前列腺健康与生命长寿带来福音。

　　我有幸参与本书的主编工作并先睹文稿,在编撰过程中,深切感受到周任远主编及诸位编者严谨的专业态度、执着的医者精神,令人肃然起敬。周任远博士、主任医师是复旦大学附属华山医院静安分院、上海市静安区中心医院泌尿外科主任、硕士研究生导师,担当区域医疗中心排尿功能障碍慢性疾病管理联盟主任,他在排尿功能障碍的临床和科研工作中积累了丰富的经验,取得了一定成果。本书由专家深入浅出地讲解、回答读者最为关心的前列腺疾病防治问题,有医学专业深度,具有科学性、先进性,又通俗易懂、图文并茂,非常实用。本书可供广大患者及其家属阅读,也可供泌尿外科、全科医学科、康复医学科医生,以及规培生、医学生学习参考。

复旦大学附属中山医院泌尿外科

教授、主任医师、博士研究生导师　　王国民

2025 年 5 月

前　言

作为一名泌尿外科医生,在日常门诊或查房时,常有患者询问前列腺相关的问题,年轻人常问为什么会阴部胀痛,老年人则问为什么夜尿次数增加,甚至有人听闻熟悉的朋友查出前列腺癌,也担心自己会不会患前列腺癌,询问有关前列腺特异性抗原(prostate-specific antigen, PSA)的问题。被问得多了,积累了一些经验,加之平时诊治中了解的许多故事和经历,引发我写这本科普书。为此,我还邀请到我的老师王国民教授,连同上海市静安区中心医院泌尿外科团队,收集了患者最常见的230个问题,将问题分类整理逐一回答,形成了这本《问答前列腺疾病》。

前列腺是男性独有的性腺器官,个头如板栗大小,其作用却很神秘,非泌尿专科医生也难给出完整的答案。更有趣的是,人体器官中,唯有前列腺的体积是随着年龄增长而增大的。因此,泌尿外科医生常说:不是您没有前列腺增生,而是您还没有老。前列腺增大的程度也是个谜。在同年龄人中,前列腺的体积可以相差数倍。究竟是什么原因促使前列腺逐渐长大的呢?为什么有人前列腺的体积很大,排尿却不困难;而有人前列腺增大一点,却尿频、尿急呢? 年轻时的前列腺炎是否容易转变成前列腺癌? 前列腺增生吃什么保健品可以预防? 等等。您若也有类似的问题,不妨翻阅本书。

我们将前列腺相关的问题分成上、下两篇:上篇介绍有关前列腺的常识、常见疾病的诱因和预防方法。下篇则回答患者诊疗的具体问题,如何诊断、有哪些治疗方法及如何术后康复。

我们查阅了许多文献,也结合了临床经验,更多的灵感来自与患者的交流。我们将本书献给关心前列腺健康的读者。尽管精心编校,仍不免存在不足之处，请读者指正，让我们能及时修订。

最后，我要感谢我的老师王国民教授，是他督促我将前列腺疾病相关问题整理成科普图书，并给书起名《问答前列腺疾病》。感谢科室同仁，还有来自加拿大哥伦比亚大学营养专业的陈美如女士，大家克服种种困难共同完成本书。

医学博士、主任医师、硕士研究生导师
复旦大学附属华山医院静安分院泌尿外科主任　周任远
上海市医师协会男科医师分会副主委

2025 年 5 月

目　录

上篇　前列腺疾病的基础知识

一、认识前列腺 ·· 003

　1. 前列腺在人体哪个部位? ······································· 003

　2. 前列腺通常有多大? ··· 004

　3. 前列腺有什么作用? 如果没有前列腺会怎样? ··· 004

　4. 前列腺组织有神经内分泌功能吗? ······················ 005

　5. 前列腺生长发育受什么影响? ······························· 005

　6. 什么是前列腺液? 它和精液有什么不同? ············ 006

　7. 锌在前列腺液中起什么作用? ······························· 006

二、常见的前列腺疾病 ·· 007

　　前列腺炎

　1. 什么是前列腺炎? ·· 007

　2. 前列腺炎有哪几种类型? ······································· 007

　3. 什么是前列腺钙化? ·· 008

　4. 什么是前列腺囊肿? ·· 009

　5. 什么是前列腺痛? ·· 009

　6. 什么是前列腺结核? ·· 010

7. 什么是前列腺脓肿？ ⸺⸺⸺⸺⸺⸺⸺⸺⸺⸺ 010

8. 什么是非特异性肉芽肿性前列腺炎？ ⸺⸺⸺⸺⸺ 011

9. 什么是淋菌性前列腺炎？ ⸺⸺⸺⸺⸺⸺⸺⸺⸺ 011

10. 什么是前列腺按摩？ ⸺⸺⸺⸺⸺⸺⸺⸺⸺⸺ 011

11. 中医对慢性前列腺炎如何认识与诊疗？ ⸺⸺⸺⸺ 013

前列腺增生

12. 什么是前列腺增生？ ⸺⸺⸺⸺⸺⸺⸺⸺⸺⸺ 014

13. 前列腺增生好发在哪个年龄段？有哪些相关因素？ ⸺ 014

14. 前列腺增生的发病率有城乡差别吗？ ⸺⸺⸺⸺⸺ 015

15. 是否前列腺越大，排尿梗阻症状就越严重？ ⸺⸺⸺ 015

16. 什么是下尿路症状？ ⸺⸺⸺⸺⸺⸺⸺⸺⸺⸺ 016

17. 什么是膀胱过度活动症？ ⸺⸺⸺⸺⸺⸺⸺⸺⸺ 016

18. 什么是充盈性尿失禁？ ⸺⸺⸺⸺⸺⸺⸺⸺⸺ 018

19. 前列腺增生与前列腺增生症有何不同？ ⸺⸺⸺⸺ 018

20. 中医对前列腺增生如何认识与诊疗？ ⸺⸺⸺⸺⸺ 019

前列腺癌

21. 什么是前列腺癌？ ⸺⸺⸺⸺⸺⸺⸺⸺⸺⸺⸺ 019

22. 前列腺肿瘤有哪些类型？ ⸺⸺⸺⸺⸺⸺⸺⸺⸺ 020

23. 不同种族、地区的前列腺癌发病率是否有差异？ ⸺⸺ 021

24. 前列腺癌会遗传吗？ ⸺⸺⸺⸺⸺⸺⸺⸺⸺⸺ 021

25. 前列腺癌如何病理分级？它有什么意义？ ⸺⸺⸺ 022

26. 如何判断前列腺癌是早期还是晚期？ ⸺⸺⸺⸺⸺ 023

27. 早期前列腺癌的临床特点是什么？ ⸺⸺⸺⸺⸺⸺ 023

28. 晚期前列腺癌的临床特点是什么？ ································ 024

29. 什么是前列腺癌的危险度？ ································ 024

30. 什么是前列腺潜伏癌和偶发癌？ ································ 025

31. 什么是前列腺肉瘤？ ································ 025

32. 什么是前列腺导管腺癌？ ································ 026

33. 什么是前列腺上皮内瘤？ ································ 027

34. 什么叫雄激素非依赖性前列腺癌？ ································ 027

35. 什么是癌基因？与前列腺癌相关的癌基因有哪些？ ········· 028

36. 什么是生长因子？与前列腺癌相关的生长因子有哪些？ ····· 028

37. 什么是细胞凋亡？与前列腺癌的发生有什么关系？ ········· 029

38. 中医对前列腺癌如何认识与诊疗？ ································ 029

三、前列腺疾病的诱发原因 ································ 031

　　前列腺炎

1. 为什么青壮年易发前列腺炎？ ································ 031

2. 手淫会诱发前列腺炎吗？ ································ 031

3. 饮酒、刺激性辛辣食物会诱发前列腺炎吗？ ··············· 031

4. 什么是尿液反流？与前列腺炎有什么关系？ ··············· 032

　　前列腺增生

5. 哪些人容易患前列腺增生？ ································ 032

6. 为什么年龄增长，前列腺会增大？ ································ 033

7. 前列腺增大与哪些因素有关？ ································ 034

8. 什么样的食物会使前列腺增生？ ································ 035

前列腺癌

9. 哪些人容易患前列腺癌？ ⋯⋯⋯⋯⋯⋯⋯⋯⋯⋯⋯ 035

10. 患前列腺增生的人更容易得前列腺癌吗？ ⋯⋯ 036

11. 前列腺癌是否与饮食有关？ ⋯⋯⋯⋯⋯⋯⋯⋯⋯ 037

四、预防前列腺疾病 ⋯⋯⋯⋯⋯⋯⋯⋯⋯⋯⋯⋯⋯⋯⋯ 038

前列腺炎

1. 慢性前列腺炎会影响性功能吗？ ⋯⋯⋯⋯⋯⋯⋯ 038

2. 慢性前列腺炎要不要禁欲？ ⋯⋯⋯⋯⋯⋯⋯⋯⋯ 038

3. 慢性前列腺炎会传染吗？ ⋯⋯⋯⋯⋯⋯⋯⋯⋯⋯ 039

4. 哪些物理治疗可以预防前列腺炎发作？ ⋯⋯⋯ 039

前列腺增生

5. 前列腺增生可以预防吗？ ⋯⋯⋯⋯⋯⋯⋯⋯⋯⋯ 040

6. 非那雄胺可以预防前列腺进行性增大吗？ ⋯⋯ 040

7. 哪些饮食可以帮助预防前列腺增生？ ⋯⋯⋯⋯ 041

8. 建议前列腺增生患者摄入什么食物？ ⋯⋯⋯⋯ 042

9. 不建议前列腺增生患者摄入什么食物？ ⋯⋯⋯ 044

10. 前列腺增生有哪些相关保健品？ ⋯⋯⋯⋯⋯⋯ 045

前列腺癌

11. 哪些饮食可以帮助预防前列腺癌？ ⋯⋯⋯⋯⋯ 046

12. 哪些饮食可以帮助减缓前列腺癌的进展？ ⋯⋯ 047

五、前列腺疾病患者的心理状态 ························· 050

💡 **前列腺炎**

1. 前列腺炎患者有哪些烦恼? ························· 050

2. 前列腺炎会影响性功能吗? ························· 050

3. 前列腺炎会影响生育吗? ························· 051

4. 慢性前列腺炎是性病吗? 会传染给妻子吗? ······· 051

5. 慢性前列腺炎经常复发怎么办? ··················· 052

6. 慢性前列腺炎为何难以治愈? ····················· 053

7. 治疗慢性前列腺炎抗生素能不能停? ··············· 053

8. 前列腺炎的疼痛可以有多严重? ··················· 054

💡 **前列腺增生**

9. 前列腺增生患者有哪些困惑? ····················· 054

10. 前列腺增生会影响寿命吗? ······················ 055

11. 前列腺增生的合并症有哪些? ···················· 055

12. 前列腺增生手术有什么风险吗? ·················· 058

13. 前列腺增生手术后出血怎么办? ·················· 058

14. 前列腺增生手术后还能性生活吗? ················ 059

15. 前列腺增生手术后是否会尿失禁,还能康复吗? ·· 059

16. 前列腺增生手术后是否需要一直挂集尿袋? ······ 059

💡 **前列腺癌**

17. 前列腺穿刺活检会使肿瘤扩散转移吗? ··········· 060

18. 患前列腺癌还能生存多久? ······················ 060

19. 前列腺癌骨转移出现疼痛怎么办? ················ 061

20. 前列腺癌骨转移还有手术治疗可能吗? ································ 062

下篇　前列腺疾病的诊断、治疗和康复

一、前列腺疾病的临床症状 ································ 065

前列腺炎

1. 急性前列腺炎有哪些症状? ································ 065

2. "尿道滴白"是怎么回事? ································ 065

3. 慢性前列腺炎有哪些症状? ································ 066

4. 前列腺痛的症状有何特征? ································ 066

5. 精囊炎和慢性前列腺炎有何区别? ································ 066

前列腺增生

6. 前列腺增生有哪些症状? ································ 066

7. 前列腺大小和排尿症状有何关系? ································ 068

8. 前列腺增生为什么会影响排尿? ································ 069

9. 夜尿增多及其原因是什么? ································ 069

10. 前列腺增生怎么会出现血尿? ································ 070

11. 为什么前列腺增生会尿线分叉、终末尿滴沥、间歇排尿? ·········· 071

前列腺癌

12. 前列腺癌有哪些症状? ································ 072

13. 晚期前列腺癌的常见症状是什么? ································ 072

二、前列腺疾病需要做的检查 ·· 074

💡 前列腺炎

1. 急性前列腺炎做 MRI 有何价值？ ·· 074

2. 前列腺按摩液如何检查？如何判读检查结果？ ···················· 074

3. 为什么急性前列腺炎时不能做前列腺按摩？该做什么检查？ ·········· 075

💡 前列腺增生

4. 前列腺增生做超声（B 超）检查时要注意什么？ ·············· 075

5. 尿流率检查可以了解什么？ ·· 076

6. 尿动力学检查与尿流率有何不同？有什么意义？ ·············· 077

7. 直肠指检检查什么？有什么意义？ ···································· 077

8. 前列腺增生为什么要查前列腺特异性抗原？ ···················· 078

9. 什么是膀胱功能检查？ ·· 078

10. 膀胱功能检查有哪些项目？有什么价值？ ······················ 079

11. 为什么要检查尿常规及尿细菌培养？ ···························· 080

12. 测定前列腺体积有哪些方法？ ·· 080

13. 什么是残余尿？测定残余尿有几种方法？ ······················ 080

💡 前列腺癌

14. 如何早期发现前列腺癌？ ·· 081

15. 什么是前列腺特异性抗原，什么情况下需要做检查？ ·············· 082

16. 检测游离前列腺特异性抗原有什么临床意义？ ·············· 082

17. 检测酸性磷酸酶对前列腺癌有何意义？ ························ 083

18. 精浆蛋白测定对前列腺癌的诊断有何意义？ ···················· 083

19. 前列腺癌为什么要做 CT？ ·· 084

20. 什么是前列腺特异性膜抗原? ································· 084

21. 前列腺特异性抗原异常就一定是前列腺癌吗? ··········· 085

22. 直肠指检发现前列腺有结节怎么办? ··················· 085

23. 前列腺特异性抗原异常一定要进行前列腺穿刺活检吗? ··· 085

24. 前列腺癌一定会有前列腺特异性抗原升高吗? ········· 086

25. 临床上是否发现前列腺特异性抗原不高的前列腺癌? ··· 086

26. 核素骨扫描在前列腺癌的诊断中起什么作用? ········· 087

三、前列腺疾病的科学诊断 ··································· 088

前列腺炎

1. 慢性前列腺炎如何分类? ····························· 088

2. 如何诊断慢性前列腺炎? ····························· 088

3. 如何诊断急性细菌性前列腺炎? ······················· 089

4. 如何诊断慢性盆腔疼痛综合征? ······················· 089

5. 前列腺按摩液和前列腺液检查对诊断有何作用? ········· 090

6. 慢性前列腺炎要和哪些疾病鉴别? ····················· 090

前列腺增生

7. 前列腺增生的诊断依据有哪几项内容? 如何解读? ······· 090

8. 什么是国际前列腺症状评分? ························· 091

9. 前列腺增生出现结节是怎么回事? ····················· 093

10. 前列腺病理诊断与临床诊断有何不同? ··············· 093

11. 前列腺增生需要与哪些疾病鉴别? ··················· 093

前列腺癌

12. 如何诊断前列腺癌? ······························· 094

13. 有哪些检查手段可以发现前列腺癌？ ……………………………… 096

14. 什么情况下要做前列腺穿刺活检？ ……………………………… 097

15. 前列腺穿刺活检前要做哪些准备？ ……………………………… 097

16. 前列腺穿刺活检痛吗？需要麻醉吗？ …………………………… 098

17. 前列腺穿刺是否会引起肿瘤扩散或刺激肿瘤快速生长？ ……… 099

18. 前列腺穿刺阴性，是否说明没患前列腺癌？ …………………… 099

19. 重复穿刺后未找到癌细胞，但前列腺特异性抗原仍升高，
 该怎么办？ ………………………………………………………… 100

20. 前列腺增生手术后病理发现前列腺癌，该怎么办？ …………… 100

21. 核素骨扫描对前列腺癌的诊断有什么意义？ …………………… 101

四、前列腺疾病的规范治疗 ………………………………………… 102

前列腺炎

1. 治疗慢性前列腺炎的药物有哪些？ ……………………………… 102

2. 如何热水坐浴？ …………………………………………………… 102

3. 低能量冲击波治疗慢性前列腺炎疗效如何？ …………………… 103

4. 射频治疗是怎么回事？ …………………………………………… 103

5. 激光治疗是怎么回事？ …………………………………………… 104

6. 微波治疗是怎么回事？ …………………………………………… 104

7. 毫米波治疗是怎么回事？ ………………………………………… 105

8. 磁疗治疗慢性前列腺炎疗效如何？ ……………………………… 105

9. 慢性前列腺炎可以治愈吗？ ……………………………………… 105

10. 前列腺痛怎么办？ ………………………………………………… 106

11. 前列腺炎可以手术治疗吗？ ……………………………………… 107

前列腺增生

12. 常用的前列腺增生治疗药物有哪几类? ⋯⋯⋯⋯⋯⋯⋯⋯ 107

13. 非那雄胺有何作用和不良反应,服用时应该注意什么? ⋯⋯ 108

14. 舒张前列腺部尿道的药物(α受体阻滞剂)该如何选择? ⋯⋯ 109

15. 长期药物治疗前列腺增生症要注意什么? ⋯⋯⋯⋯⋯⋯⋯ 109

16. "伟哥"可以治疗前列腺增生吗? ⋯⋯⋯⋯⋯⋯⋯⋯⋯⋯ 110

17. 前列腺增生能彻底"治愈"吗? ⋯⋯⋯⋯⋯⋯⋯⋯⋯⋯⋯ 110

18. 前列腺增生在哪些情况下需要进行手术治疗? ⋯⋯⋯⋯⋯ 110

19. 什么情况不适合行前列腺增生手术? ⋯⋯⋯⋯⋯⋯⋯⋯⋯ 110

20. 前列腺增生手术早做好还是晚做好? ⋯⋯⋯⋯⋯⋯⋯⋯⋯ 111

21. 前列腺开放手术有哪几种? ⋯⋯⋯⋯⋯⋯⋯⋯⋯⋯⋯⋯ 111

22. 经尿道前列腺切除术是怎么回事? ⋯⋯⋯⋯⋯⋯⋯⋯⋯⋯ 112

23. 经尿道前列腺切除与传统开放性手术比较有哪些优点和并发症? ⋯ 113

24. 前列腺激光手术是怎么回事? 有何优缺点? ⋯⋯⋯⋯⋯⋯ 113

25. 前列腺手术有何新的发明和进展? ⋯⋯⋯⋯⋯⋯⋯⋯⋯⋯ 114

26. 前列腺球囊扩张手术有何优缺点? ⋯⋯⋯⋯⋯⋯⋯⋯⋯⋯ 114

27. 除了手术,还有什么治疗方法? ⋯⋯⋯⋯⋯⋯⋯⋯⋯⋯⋯ 115

28. 解除前列腺增生引起的尿道梗阻可以放置支架吗? ⋯⋯⋯ 115

29. 前列腺记忆合金支架有何优缺点? 适合怎样的患者? ⋯⋯ 117

30. 前列腺蒸汽消融术如何做? 适合怎样的患者? ⋯⋯⋯⋯ 118

31. 双侧睾丸切除治疗前列腺增生的机制是什么? ⋯⋯⋯⋯⋯ 118

32. 什么是经尿道前列腺切开术? ⋯⋯⋯⋯⋯⋯⋯⋯⋯⋯⋯ 119

前列腺癌

33. 确诊前列腺癌后要马上治疗吗? 不治疗会怎样? ⋯⋯⋯⋯ 119

34. 所有的前列腺癌都可以进行根治性手术吗? ·········· 120

35. 晚期前列腺癌完全失去手术机会了吗? ············ 120

36. 前列腺癌机器人手术、腹腔镜手术、开放性手术哪个更好? ····· 121

37. 什么是根治性前列腺切除术? ················ 123

38. 什么是保留性神经的前列腺癌根治手术? ··········· 123

39. 前列腺癌根治术后出现勃起功能障碍怎么办? ········· 124

40. 前列腺癌根治术后,是否还需要其他辅助治疗? ········ 124

41. 前列腺癌患者在等待手术期间,该注意哪些事情? ······· 125

42. 前列腺癌手术后如何进行随访? ··············· 125

43. 什么是前列腺癌生化复发? 需要马上治疗吗? ········ 126

44. 生化复发了,是否就是肿瘤复发,还能活多久? ········ 127

45. 前列腺癌手术后前列腺特异性抗原下降少是怎么回事? ····· 127

46. 前列腺癌根治手术后为何仍要打针吃药? ··········· 128

47. 患者不能耐受前列腺癌根治术怎么办? ············ 128

48. 前列腺癌根治手术会有哪些风险? ·············· 129

49. 切除睾丸能治疗前列腺癌吗? ················ 129

50. 接受睾丸切除手术后为何要口服抗雄激素药物? ········ 129

51. 抗雄激素受体药物治疗前列腺癌的机制是什么? ········ 130

52. 应用抗雄激素受体药物有什么注意事项? ··········· 130

53. 睾丸切除和注射抗雄激素类药物哪个更好? 各有什么优缺点? ·· 131

54. 注射抗雄激素类药物治疗如何选择针剂? 用药期限多久? ···· 131

55. 内分泌治疗中为何经常出现阵阵脸红、发热、出汗等? ····· 131

56. 前列腺癌放疗可以代替根治性手术吗? 有何优缺点? ····· 132

57. 前列腺癌根治术后为何还需要放疗? ············· 133

58. 什么叫雄激素非依赖性前列腺癌? ·············· 133

59. 前列腺癌骨转移骨痛难忍，内分泌治疗无效怎么办? ┈┈┈ 133

60. 前列腺癌治疗有什么最新药物? 靶向治疗有效吗? ┈┈┈ 134

61. 什么叫抗雄激素间歇治疗? ┈┈┈┈┈┈┈┈┈ 134

62. 什么是前列腺癌的内分泌治疗? ┈┈┈┈┈┈┈ 135

63. 什么是前列腺癌的化疗? ┈┈┈┈┈┈┈┈┈ 136

64. 前列腺癌放疗是怎么回事? ┈┈┈┈┈┈┈┈ 136

65. 前列腺癌外照射治疗有哪些方式? 有什么特点? ┈┈ 137

66. 前列腺癌冷冻治疗是怎么回事? ┈┈┈┈┈┈┈ 137

67. 前列腺癌免疫治疗是怎么回事? ┈┈┈┈┈┈┈ 138

68. 什么是前列腺癌基因治疗? ┈┈┈┈┈┈┈┈ 139

69. 什么是前列腺癌的介入治疗? ┈┈┈┈┈┈┈ 139

五、前列腺疾病的康复 ┈┈┈┈┈┈┈┈┈┈┈┈ 141

前列腺炎

1. 慢性前列腺炎要不要禁欲? ┈┈┈┈┈┈┈┈┈ 141

2. 慢性前列腺炎会传染吗? ┈┈┈┈┈┈┈┈┈ 141

3. 慢性前列腺炎是否对生育有影响? ┈┈┈┈┈┈┈ 142

前列腺增生

4. 前列腺增生患者有高血压时应注意什么? ┈┈┈┈ 142

5. 前列腺增生合并糖尿病、心脏病应注意什么? ┈┈┈ 143

6. 患有前列腺增生症应该如何保健? ┈┈┈┈┈┈┈ 143

7. 前列腺增生手术后应该注意什么? ┈┈┈┈┈┈┈ 143

8. 耻骨上膀胱造瘘术后如何护理? ┈┈┈┈┈┈┈ 144

💡 **前列腺癌**

9. 前列腺特异性抗原多久检查一次？ 145

10. 前列腺癌根治治疗后还需要随访吗？要做哪些检查？ 146

11. 前列腺癌内分泌治疗如何随访？ 146

12. 前列腺癌根治手术后如何做排尿功能康复？ 147

13. 前列腺癌根治术后如何进行性功能康复？ 148

英汉文缩略语对照 150
参考文献 153

上篇

前列腺疾病的
基础知识

一、认识前列腺

1. 前列腺在人体哪个部位?

前列腺是男性最大的附属性腺,属于男性外分泌腺体之一,可分泌前列腺液。前列腺位于直肠的前面,医生手指伸进患者肛门 2 厘米左右,往前可摸到一个质韧、有弹性的小器官就是前列腺。其大小、形状如同一个倒置的栗子,其上部与膀胱邻接,下部与尿生殖膈紧邻,前面挨着耻骨联合,后面紧贴直肠,男性的尿道从前列腺腺体中间穿过,并有射精管开口(图 1)。

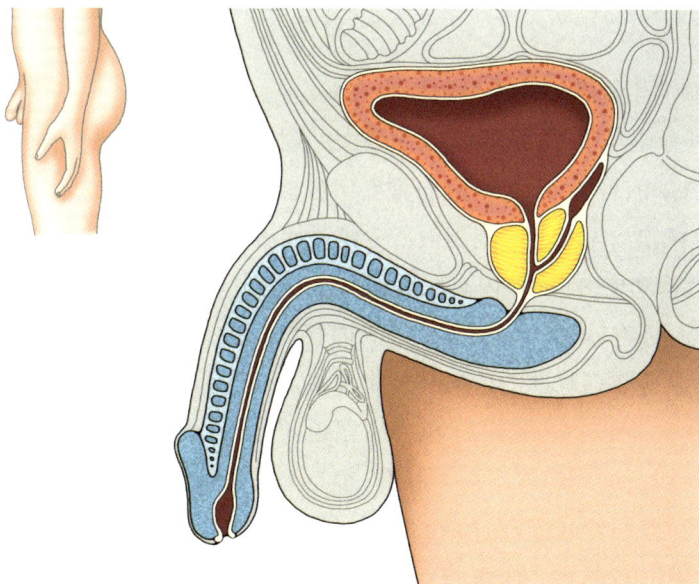

图 1　前列腺在人体的部位

2. 前列腺通常有多大？

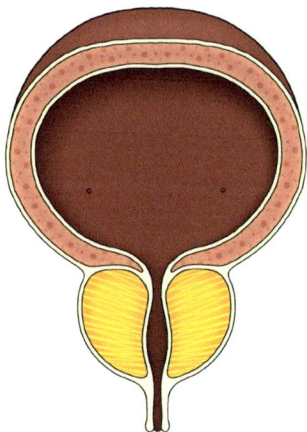

图2　前列腺的形状和大小

前列腺为不成对的实质性腺体。它位于膀胱与尿生殖膈之间，包绕膀胱出口及尿道前列腺部，其形状和大小（图2）似稍扁的栗子，上端宽大，下端尖细，腺体的后面较平坦，贴近直肠，可经直肠指诊触及。成人前列腺纵径3厘米、横径4厘米、前后径2厘米，重约20克。它的大小、功能很大程度上依赖于雄激素。小儿前列腺很小，性成熟期迅速生长，老年人腺组织逐渐退化，腺体内结缔组织增生，形成前列腺增生，压迫尿道，引起排尿困难。

3. 前列腺有什么作用？ 如果没有前列腺会怎样？

前列腺的生理功能主要分为四个方面。

（1）外分泌功能：前列腺是男性最大的附属性腺，也属于人体外分泌腺之一。它可分泌前列腺液，是精液的重要组成成分，对精子正常的功能具有重要作用，对生育非常重要。前列腺液的分泌受雄激素的调控。

（2）运输功能：前列腺内有尿道和射精管通过，当射精时，前列腺和精囊腺的肌肉收缩，可将输精管和精囊腺中的内容物经射精管压入后尿道，进而排出体外，同时尿道前列腺部的近端部分闭合，防止精液反流膀胱内。

（3）控制排尿功能：前列腺包绕后尿道，与膀胱颈贴近，构成近端尿道壁，其环状平滑肌纤维围绕尿道前列腺部，参与构成尿道内括约肌。发生排尿冲动时，伴随着逼尿肌的收缩，内括约肌松弛，使排尿顺利进行。

（4）内分泌功能：前列腺组织内含有丰富的 5α-还原酶，可将睾酮（testosterone，T）转变为更有生理活性的双氢睾酮（dihydrotestosterone，DHT）。前列腺还能分泌多种肽类激素和生物胺。双氢睾酮在前列腺增生和前列腺癌的发生中起主要作用。通过阻断 5α - 还原酶,可减少双氢睾酮的产生,从而使增生的前列腺组织萎缩。

正常人如果没有了前列腺,上述四种生理功能都会受到影响。

4. 前列腺组织有神经内分泌功能吗?

前列腺组织有神经内分泌功能,由神经内分泌细胞实现,它们既具有神经细胞的功能,又具有上皮细胞的功能。神经内分泌细胞分散在整个前列腺组织中,在尿道周围区和腺管上皮中含量居多,在前列腺的生长、分化和腺体分泌过程的自身稳定性调节中起重要作用。神经内分泌细胞内含有神经内分泌颗粒,能分泌多种肽类激素和生物胺。这类细胞是正常前列腺上皮、增生前列腺和前列腺癌的组成成分。正常前列腺上皮由神经内分泌细胞刺激传入神经,经反射弧,再通过自主性传出神经纤维调节其内分泌功能。增生前列腺和前列腺癌的组织中也含有神经内分泌细胞,前列腺增生的结节中神经内分泌细胞增加;前列腺癌组织中存在广泛的神经内分泌细胞分化,这些细胞主要存在于前列腺癌的细胞增殖活跃区域,分化越多,癌的分级也越高。

5. 前列腺生长发育受什么影响?

(1)年龄:在胚胎 12 周时,前列腺因受胎儿睾丸分泌的雄激素影响开始发育。在幼年时期,前列腺较小。随着年龄的增长,男性进入青春期后,受性激素的影响,前列腺可以迅速增大。30 岁后,前列腺体积较稳定。45 岁以后,腺体开始呈增生状态。到了老年期,前列腺组织出现明显增生,其体积亦随之增大。

(2)雄激素:前列腺是雄激素依赖器官,睾丸产生的睾酮对前列腺的生长、发育、分化和发挥功能是必需的,在前列腺内雄激素的活性物质是睾酮的代谢产物双氢睾酮,双氢睾酮对前列腺生长和调控前列腺的相关基因活性起着重要作用。应该指出的是,外因双氢睾酮并不直接引起细胞的增殖,而是通过内因生长因子起作用。内因生长调节因子包括表皮生长因子、角化细胞生长因子、成纤维细胞生长因子等。

前列腺增生是老年人性激素代谢失去平衡,腺体和纤维肌组织不同程度地增生,造成前列腺体积增大,正常结构破坏并引起一系列功能障碍的疾病。老龄化和有功能的睾丸,是前列腺增生发生的两个经典且被公认的发生因素,两者缺一不可。

6. 什么是前列腺液？它和精液有什么不同？

前列腺液是由前列腺分泌产生的,正常前列腺液呈清乳白色、稀薄,量为 0.1~1.0 毫升,pH 6.4~6.7,比重 1.002 7±0.002。前列腺液中含有多种物质,包括蛋白质、脂类、电解质(如钠、钾、钙、镁、锌)、碳酸氢盐、枸橼酸、精氨酸、胆固醇等,其中,含有锌离子的强力抗菌因子,具有杀菌功能,使得精子免受细菌伤害。前列腺液检查在前列腺炎的诊断中具有重要的临床价值。

前列腺液和精液不是一回事,但是两者关系密切。前列腺液是精液的组成成分,精液除了前列腺液外,还有精子和精囊腺、尿道球腺的分泌物,所以精液是精子和精浆的混合物。精子由睾丸曲细精管产生,活细胞数目很多。精浆则包括睾丸液、附睾液、输精管壶腹液、精囊腺分泌液、尿道腺液和前列腺液等,其中前列腺液占精浆的 20%～30%。精浆是输送精子必需的介质,还是维持精子生命必需的物质,并能激发精子的活动力。

由于两者的生成原理和成分不同,所以取样检查的方法也有所区别。前列腺液需要通过经直肠按摩前列腺才能取得,而精液一般通过手淫或性交的方法取得。前列腺液获得后可立即进行检查,而精液则需待其液化后才能进行检查。

7. 锌在前列腺液中起什么作用？

锌在人体内属于微量元素,含量很少,但在前列腺液中的含量却很高。锌的化合物是正常成年男性前列腺液中一种重要的抗菌因子。这种因子对多种致病菌有杀伤作用,使得前列腺能够抵御外界细菌感染,维护泌尿生殖系统的健康。由于前列腺炎患者前列腺液中锌的含量明显低于正常人,因此,体内锌缺乏可能是导致前列腺炎的一个因素。有研究表明,虽然口服锌制剂对前列腺炎并无明显治疗效果,但是采用体外电离导入法将锌离子导入前列腺组织内治疗前列腺炎有一定的疗效。

二、常见的前列腺疾病

前 列 腺 炎

1. 什么是前列腺炎?

前列腺炎(prostatitis)是泌尿外科成人的常见病,它由多种复杂原因引起,以尿道刺激症状和慢性盆腔疼痛为主要临床表现。少数患者有急性病史,大多数表现为慢性、复发性过程,50岁以下男性患者中占首位。其病因仍不是很清楚,尤其是非细菌性前列腺炎。前列腺内尿液反流可能是前列腺炎发生的重要因素。治疗以改善症状为主。

1998年公布了美国国立卫生研究院(National Institutes of Health,NIH)一种新的前列腺炎分类方法。Ⅰ型:急性细菌性前列腺炎;Ⅱ型:慢性细菌性前列腺炎;Ⅲ型:慢性细菌性前列腺炎/慢性盆腔疼痛综合征;Ⅳ型:无症状性炎症性前列腺炎。其中非细菌性前列腺炎远较细菌性前列腺炎多见。

2. 前列腺炎有哪几种类型?

我国现在采用美国国立卫生研究院提出的新分类方法,即将前列腺炎分为Ⅰ型、Ⅱ型、Ⅲ型、Ⅳ型。

Ⅰ型:急性细菌性前列腺炎,起病急,主要表现为突然发热,伴有持续和明显的尿急、尿痛、尿频等症状,尿液中白细胞升高,血液和/或尿液中细菌培养阳性。

Ⅱ型:慢性细菌性前列腺炎,约占慢性前列腺炎的5%。此类前列腺炎是由已经明确的病原微生物引起的前列腺炎症,有反复发作的下尿路感染,持续时间超过 3 个月,在前列腺液、精液、前列腺按摩后的尿液标本中白细胞升高,细菌培养结果为阳性。

Ⅲ型:慢性细菌性前列腺炎/慢性盆腔疼痛综合征,是前列腺炎中最常见的一种类型,约占慢性前列腺炎的 90%。主要表现为长期、反复的盆腔区疼痛不适,持续时间超过 3 个月,可伴有不同程度的排尿症状和性功能障碍。在前列腺液、精液、前列腺按摩后的尿液标本中,细菌培养结果为阳性。其中,按照前列腺液、精液、前列腺按摩后的尿液标本中的白细胞情况又分为两个亚型:存在大量白细胞为Ⅲa 型;白细胞数量在正常范围或者少量为Ⅲb 型。Ⅲa 和Ⅲb 两个亚型各占 50%。

Ⅳ型:无症状性炎症性前列腺炎,即患者无主观症状,仅在行前列腺方面的检查时发现有炎症存在证据。

此外,临床上还会遇到比较少见的非特异性肉芽肿性前列腺炎,表现为前列腺内生成较多小而硬的结节,直肠指检(digital rectal examination,DRE)时可扪及前列腺硬节,应注意和前列腺癌的鉴别。

3. 什么是前列腺钙化?

所谓钙化是人体局部组织中的钙盐沉积,是一种陈旧病变,就像化石一样,它是经过一段漫长的岁月逐渐形成的。前列腺钙化常以磷酸盐、碳酸盐、草酸钙等无机盐沉积形成,多发、分散或丛集于一侧或双侧腺体内,呈圆形或卵圆形,棕色,表面光滑。

前列腺的钙化病灶究竟是怎样形成的呢? 在炎症或其他病理情况下,它可以是钙离子代谢异常造成的;也可以是感染的组织中以血凝块、细菌团为核心,钙离子沉积下来形成的;还可以是钙离子沉积在各种坏死组织(如坏死的肿瘤组织)中形成。绝大多数钙化灶都是属于良性的,而且是病变局限化的表现。所以,当体检告知有前列腺钙化时,大家不必太过在意,通常是前列腺炎症遗留的痕迹,只是 B 超或骨盆 X 线检查时才被发现前列腺有钙化灶。有时候 B 超检查报告还会有"前列腺结石"的诊断。对多数的患者来说,这种"前列腺结石"其实是前列腺组织中的钙化,只要造成钙化的原发病已经治愈,钙化不会给身体带来不利的影响,也不需要进行治疗。无症状且无前列腺病变者,可观察随访。

4. 什么是前列腺囊肿?

前列腺囊肿是由前列腺腺体的先天性或后天性原因发生囊样改变所致。其发病年龄,先天性者为 2 月龄～75 岁,后天性者为 35～55 岁。先天性囊肿常位于前列腺上方,膀胱后面的正中线,体积可以很大;常伴有尿道下裂、隐睾、肾发育不全或不发育。后天性囊肿可位于前列腺内任何部位,或突出至膀胱颈部,直径为 1～2 厘米。囊肿内容物为澄清黏液,也可为暗褐色或血色。主要的症状有尿频、尿急、排尿费力、尿线变细等,严重者可有残余尿并发生尿潴留。血尿极少见。直肠指检可在前列腺上方正中线触及囊肿。超声波检查可帮助排除前列腺的其他病变。

处理:主要有囊肿手术切除和囊肿穿刺。经会阴或直肠抽吸囊肿,易于感染和复发。对较大囊肿,可经耻骨后或经会阴手术切除,但有时难以彻底切除。如囊肿突出至膀胱内,可经膀胱切除,或经尿道电切。

5. 什么是前列腺痛?

前列腺痛是一组可能与前列腺有关的症状。它的临床表现与前列腺炎非常相似,有时很难将其鉴别,因此也归入慢性前列腺炎综合征,其实并不是真正意义上的前列腺炎。前列腺痛主要发生于 20～40 岁的男性。主要症状是与排尿无关的会阴、阴茎、耻骨上、阴囊或尿道等部位不明原因的疼痛。有些患者有间歇性尿急、尿频、夜尿增多及排尿困难。前列腺痛患者没有尿路感染的病史,前列腺触诊也无异常发现,前列腺液细菌培养阴性,前列腺液常规检查也正常,检测不到大量炎症细胞。

近年来,有研究认为,尿流受阻使尿液反流入前列腺内,形成炎症、结石等病变,进而产生一系列症状。通过对前列腺痛患者进行尿动力检查发现,患者最大尿流率和平均尿流率均降低、最大尿道闭合压增高、膜部尿道狭窄。因此推测,尿道外括约肌的自主性收缩导致前列腺痛患者发生梗阻。这种自主收缩源于盆腔交感神经功能失调,导致尿道外括约肌痉挛、尿道狭窄。由于前列腺痛不是感染性疾病,所以一般抗生素治疗无效。用 α - 肾上腺素能受体阻滞剂如盐酸坦索罗辛等治疗,以松弛紧张的前列腺颈部、改善排尿功能的紊乱、消除前列腺和射精管系统内的尿液反流,达到改善排尿困难的目的。用地西泮(安定)等镇静剂或者黄酮哌酯、索利那新等也可缓解症状。

6. 什么是前列腺结核?

结核病是一种传染病。近年来,结核病的发病率有所升高,应当引起大家的高度重视。前列腺结核是男性生殖系统结核病中的一种病变,常与体内其他脏器如肺、骨、肾、附睾的结核同时存在。前列腺结核的传染途径为血行传播和逆行传播。主要症状有血精、精液减少、射精疼痛、排尿困难、尿路刺激症状等。合并附睾结核的患者可在附睾触及结节,严重者还可有阴囊或会阴部结核性窦道形成。对于曾患肺结核、肾结核或其他部位结核而同时有慢性前列腺炎症状的患者,应当考虑有前列腺结核的可能。诊断前列腺结核的关键是要认识到这个病的存在。前列腺结核的治疗以抗结核药物为主,同时给予积极的营养和支持疗法。一般不采取手术治疗,除非合并附睾结核时,可行附睾切除术。

7. 什么是前列腺脓肿?

如果急性前列腺炎(acute prostatitis,AP)得不到及时的治疗,会在局部形成脓肿,即为前列腺脓肿。一般发生在 50~60 岁,且大多有糖尿病等合并因素。前列腺脓肿常与后尿道炎和急性前列腺炎病史密切相关,因此可以有尿频、尿急、排尿困难的症状。直肠指检时可触及肿大的前列腺、压痛明显、两侧叶不对称,但不一定能触到波动感。常规的尿液化验可发现脓尿、白细胞增多。B 超检查有助于诊断的确立。

在经过积极的抗生素治疗后,如果脓肿不能吸收,症状不能缓解,就要考虑手术治疗。最常用的手术是经直肠切开排脓,也可经会阴或经尿道切开排脓。手术后一定要保证脓液的引流通畅。

8. 什么是非特异性肉芽肿性前列腺炎？

非特异性肉芽肿性前列腺炎是一种特殊的前列腺炎，比较少见，常发生在50～70岁。主要发病原因有泌尿道感染、经尿道手术、前列腺穿刺及膀胱内卡介苗灌注等。这些因素在前列腺内引起一种强烈的异物炎症反应，其结果是在前列腺腺体内形成很多肉芽肿性结节。主要症状是尿路刺激征，如尿频、尿急、尿痛、寒战、发热，少数患者有血尿、会阴部疼痛和耻骨上不适感。直肠指检前列腺时可摸到硬结，常被怀疑为前列腺癌。大多数病例可通过前列腺细针穿刺活检明确诊断。一旦明确为非特异性肉芽肿性前列腺炎，治疗以抗感染为主。

9. 什么是淋菌性前列腺炎？

近年来，淋菌性尿道炎发病率呈上升趋势，由淋病奈瑟菌（简称淋球菌）感染引起的前列腺炎也随之显著增加。有一部分淋菌性前列腺炎患者，经抗生素治疗后，症状仍反复发作，迁延不愈，这可能与L型淋球菌感染有关。L型淋球菌是由普通淋球菌发生变异而产生的细胞壁缺陷型，常在临床使用抗生素后产生。普通淋球菌转变成L型淋球菌后，其致病性减弱，同时其药敏也发生改变。因此，对普通淋球菌敏感的抗生素不能彻底杀灭L型淋球菌，使L型淋球菌得以在体内长期存留而引起一定的病理变化，并能随时恢复为原菌，致使疾病反复发作，迁延不愈。由于其对渗透压敏感，往往普通淋球菌培养难以发现。临床治疗淋菌性前列腺炎时，不仅要做普通淋球菌培养和药敏试验，还要做L型淋球菌的特殊培养和药敏试验，并选用对L型淋球菌敏感的药物进行治疗。

10. 什么是前列腺按摩？

前列腺按摩是诊断和治疗慢性前列腺炎的一种重要方法。患者取胸膝位或站立位上身前倾，操作者戴上医用手套，以示指伸入患者肛门内，摸到前列腺后，稍用力从外侧向中央沟方向分别挤压两侧叶数次后，再沿中央沟由上至下挤压（图3）。可反复进行，直至有前列腺液从尿道口滴出，用玻片或培养皿收集前列腺液,分别进行前列腺液常规化验和细菌学检查。个别患者前列腺按摩后未见前列腺液排出,可以挤压会阴部(即球部尿道),帮助前列腺液排出。

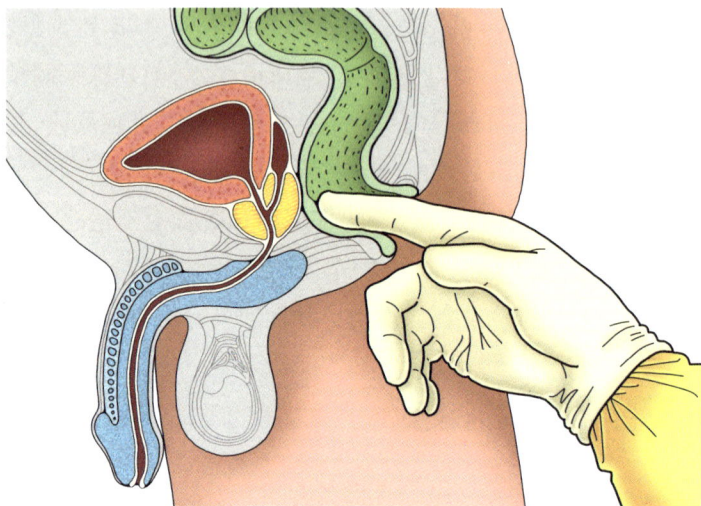

图 3　前列腺按摩

前列腺按摩主要有两方面的作用。第一,是诊断作用。前列腺液常规化验及尿四杯法(图 4)检查时需要进行前列腺按摩。如前列腺液常规中白细胞计数＞10 个/高倍镜视野,卵磷脂小体减少,即可诊断为前列腺炎。前列腺液的细菌培养可以明确致病病原体,而药敏试验又可以指导临床选用敏感的抗生素。第二,是治疗作用。慢性前列腺炎难以治愈的原因之一是含有细菌和毒素的前列腺液潴留在前列腺腺泡内,引流不通畅。前列腺按摩时挤压出一定量的

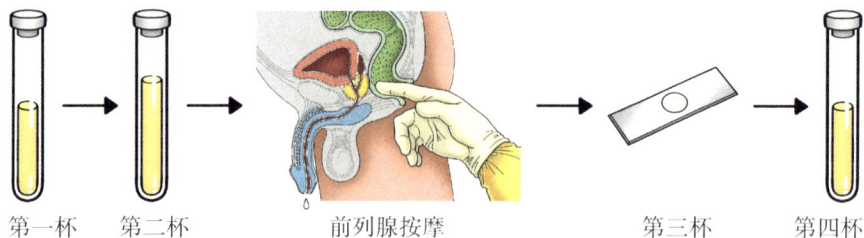

第一杯　　　第二杯　　　前列腺按摩　　　第三杯　　　第四杯

图 4　四杯法

前列腺液起到了引流作用，有利于病情好转。第三，观察治疗效果。随访时，根据前列腺液检查结果的变化，观察治疗效果，及时调整用药，加快疾病治愈的过程。

注意点：前列腺按摩前，患者要先排空大小便，全身放松，尤其要放松肛门括约肌。前列腺按摩时，手法要轻重适度，忌用暴力和长时间按摩，以免引起疼痛和损伤直肠黏膜。

重点提醒：急性前列腺炎时，禁忌进行前列腺按摩。

11. 中医对慢性前列腺炎如何认识与诊疗?

《黄帝内经》中叙述了脏腑经络的生理功能、病理机制和疾病证候。脏腑有脏、腑及奇恒之腑。脏包括肝、心、脾、肺、肾；腑包括胆、胃、小肠、大肠、膀胱、三焦；奇恒之腑包括脑、髓、骨、脉、胆及女子胞。脏腑理论中，人体的脏腑是一个整体，虽然某一脏腑与某一经络不在同一单位，但是一个密切关联的系统。以泌尿生殖系统疾病来说，它是在某一主导脏腑及其他多个脏腑、经络、气血互相影响、互相制约下产生的。比如"肾者主水""肾受五脏六腑之精而藏之"，说明中医认为"肾"不仅具有泌尿功能，还具有生殖功能。"膀胱者，州都之官，津液藏焉，气化则能出矣"，中医认为肾与膀胱相表里，膀胱功能依赖肾气推动。

中医认为慢性前列腺炎属"淋证""清浊""白淫""白浊"等范畴，本病病在肾、膀胱及精室，涉及多个脏腑，初起以实证居多，日久则为虚证，耗伤正气，损及脾肾。本病分湿热型、血淤型、肾阳不足和肾阴亏虚。本病病情较顽固，病程较长，缠绵难愈，同时由于前列腺是男性的附属性腺，患病后往往出现性功能问题，尤其久治不愈者难免担心、紧张、焦虑和忧郁，影响身心健康及家庭生活。

在防治慢性前列腺炎方面，除了采用西医予以合适的药物，配合恰当的中医调治，包括食疗、针灸、中药灌肠、熏洗、坐浴等，常常可以起到事半功倍的效果。同时，患者注意饮食起居，改变不良的生活习惯，规律生活，有利于疾病痊愈和康复。

前列腺增生

12. 什么是前列腺增生?

前列腺增生又称良性前列腺增生(benign prostate hyperplasia,BPH),俗称前列腺肥大,是中老年男性常见的良性疾病之一。随着社会人口老龄化程度的加剧,发病日渐增多。临床上,早期最常见的表现为尿频、尿急、夜尿次数增加;最典型的症状是排尿不畅,如排尿踌躇、费力、尿线变细、排尿不尽感、终末滴沥、排尿时间延长等,严重时可能导致感染、膀胱结石、血尿,甚至可引起尿潴留、肾积水、肾功能不全;长期排尿困难还可以引起腹股沟疝、内痔、脱肛等。

有关良性前列腺增生的发病机制研究颇多,但病因至今仍未能完全阐明。目前公认老龄和有功能的睾丸是良性前列腺增生发病的两个重要因素,两者缺一不可。有研究指出,腺体上皮和间质细胞的增殖与细胞凋亡减少导致的动态平衡破坏,可能是前列腺增生的重要机制之一。其他的相关因素为:雄激素及其与雌激素的相互作用、前列腺间质与腺上皮细胞的相互作用、生长因子、炎症细胞、神经递质及遗传因素等。总之,前列腺增生经典和热点研究主要围绕激素-内分泌学说、炎症免疫学说、生长因子学说及凋亡学说。这也间接说明,科学上对前列腺增生的病因尚未完全明确。

13. 前列腺增生好发在哪个年龄段? 有哪些相关因素?

前列腺增生的发病率随年龄增长而增加,通常从 45 岁开始出现不同程度的增生,多在 50 岁以后出现临床症状,最常见的发病年龄是 60～70 岁。约有 50% 以上的 60 岁以上男性前列腺发生明显增大;80 岁男性前列腺增生率更是最高达 95.6%。国外有研究报告发现,前列腺增生的发病率为 80.1%。我国前列腺增生的发病年龄似比欧美各国要晚,发病率也低。1921—1935 年,北京协和医院共收治前列腺增生症 84 例。同期开展的 1 900 例尸检中,41 岁以上中国人前列腺增生的检出率为 6.6%,而同期外国人前列腺增生的检出率为 47.2%。上海市居民前列腺增生症的发病率在 1963—1966 年为 6.2%,

014

到 1973—1978 年上升至 11.3%，目前为 60% 以上，已经接近欧美发达国家的患病水平。

前列腺的体积随年龄而变化，其变化的幅度个体差异很大。调控前列腺增生的病因分为内因和外因。内因有雄激素和受体作用、前列腺内炎症因子及雌激素作用等，外因有多摄入红肉（牛肉、羊肉）、吸烟、肥胖、糖尿病、酗酒、家族史、人种及地理环境等。

14. 前列腺增生的发病率有城乡差别吗？

有一项研究表明：与城市相比，乡村居民烟酒摄入量高于城镇居民；而鱼、肉、蛋等动物食物的摄入量远低于城镇居民。其结果是城镇居民前列腺的体积比农村居民大。各民族之间生活习惯、膳食结构不尽相同，疾病的发生情况也存在差异。究其原因，大致有：①生活习惯和饮食结构对前列腺增生的影响，其中高淀粉、高脂、高蛋白饮食可增加前列腺增生的罹患风险；②平均期望寿命对前列腺增生的影响，年龄越大，罹患前列腺增生的风险越大；③活动量对前列腺增生的影响，适量运动可预防前列腺增生的发生。

15. 是否前列腺越大，排尿梗阻症状就越严重？

一般认为，既然前列腺增生症是由于前列腺增大引起的，那么前列腺长得越大，排尿梗阻症状自然就越严重，但实际并非完全如此。

首先，下尿路梗阻的程度并不完全取决于前列腺腺体的大小，而取决于腺体增生的部位。当增生部位靠近尿道周围，并向尿道内凸出或凸向膀胱时，就会压迫尿道或在膀胱颈部形成一个球形活瓣（特别在中叶增生时），这时就会产生明显的排尿梗阻症状。前列腺中叶增生时，即使增生的前列腺组织并不太大，但造成的梗阻却很明显（图 5）。而当前列腺增大主要向外生长时（远离尿道），即使腺体长得很大、在直肠指检时也可摸到一个很大的前列腺，但却不一定产生明显的排尿梗阻症状。

其次，人的排尿过程看似简单，其实是在许多组织器官相互协调、神经肌肉相互作用下完成的复杂生理活动，包括神经反射、膀胱逼尿肌收缩及稳定性、逼

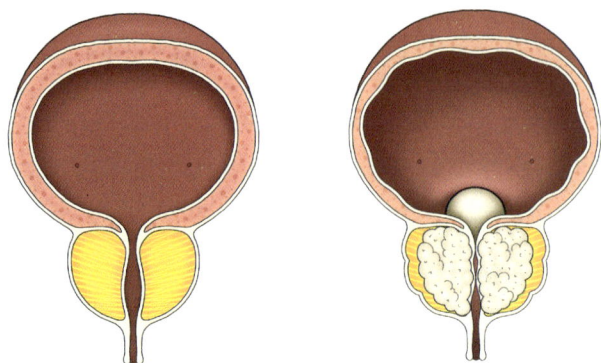

图 5　前列腺中叶增生引起的明显梗阻

尿肌和尿道括约肌的协调作用等。每个人在这些方面的差异也使得患者的症状与其前列腺大小并不完全吻合。

再者,前列腺增生症对人体的损害程度也是因人而异的。有的患者梗阻虽较严重,但由于膀胱肌肉代偿性较好,暂时还没有出现逼尿肌功能损害和残余尿,病情较轻。而有的患者病程较长,虽然前列腺增生并不很严重,但膀胱肌肉已经失代偿,出现很多残余尿,甚至尿潴留,造成肾功能损害。可见,前列腺体积的大小不能作为判断前列腺增生引起梗阻程度的唯一标准。

16. 什么是下尿路症状?

下尿路包括膀胱和尿道。下尿路症状(lower urinary tract symptoms, LUTS)是指患者在排尿过程中出现的尿频、尿急、尿痛、会阴部不适、排尿困难等一系列症状。良性前列腺增生症患者经常出现这些症状。患者也常因为这些症状而就医。但出现这些症状并不一定就是良性前列腺增生症。医生必须对患者进行认真的病史询问,仔细的检查,才能判断患者是否得了良性前列腺增生症。

17. 什么是膀胱过度活动症?

膀胱过度活动症(overactive bladder,OAB)是一种以尿急为特征的症状群,常有尿频和夜尿症状,可伴或不伴有急迫性尿失禁,其明显影响患者的日常生活和社会活动,已成为困扰人们的一大疾病。近年来,随着我国进入老龄化社会,以及糖尿病与神经系统损害性疾病的增加,继发的膀胱过度活动症的发生率也逐年上升。

该病的病因尚不明确,目前认为可能与以下4种因素有关:①逼尿肌不稳定。由非神经源性因素所致,储尿期逼尿肌异常收缩引起相应的临床症状。②膀胱感觉过敏。在较小的膀胱容量时即出现排尿欲。③尿道及盆底肌功能异常。④其他原因。如精神行为异常、激素代谢失调等。

典型症状主要包括尿急、日间尿频(图6)、夜尿和急迫性尿失禁。①尿急:是指一种突发、强烈的排尿欲望,且很难被主观抑制而延迟排尿。②尿频:指患者自觉每天排尿次数过于频繁。在主观感觉的基础上,成人排尿次数日间不少于8次,夜间不少于2次,每次尿量低于200毫升时考虑为尿频。③夜尿:指患者每夜2次以上的、因尿意而排尿的主诉。④急迫性尿失禁:是指与尿急相伴随或尿急后立即出现的尿失禁现象。

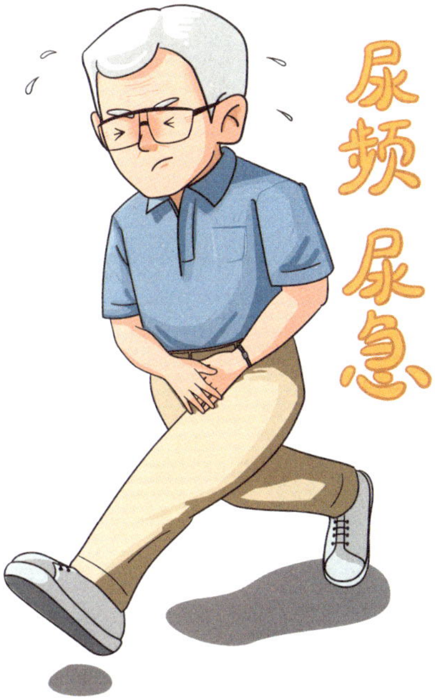

治疗多采用行为疗法和药物疗法的联合应用。①行为治疗:膀胱训练治疗、生物反馈治疗、盆底肌训练和其他行为治疗(如催眠疗法)等。②药物治疗:主要是应用M受体拮抗剂,如托特罗定、曲司氯

图6 尿频、尿急

胺、索利那新等,其有效率可达到75%。其他药物有奥昔布宁、丙哌唯林、普鲁本辛等。此外,镇静、抗焦虑药,钙通道阻滞剂,前列腺素合成抑制剂(吲哚美辛),黄酮哌酯等也被用于治疗膀胱过度活动症。③中医药治疗:近年来,中医药被尝试用于膀胱过度活动症的治疗和辅助治疗,包括中药疗法、针灸疗法、按摩疗法、膀胱冲洗疗法、直肠用药、外治法、熏香疗法等。④外科治疗:仅用于严重低顺应性膀胱、膀胱容量过小,且影响上尿路功能、经其他治疗无效者。

包括逼尿肌横断术、自体膀胱扩大术、肠道膀胱扩大术、尿流改道术。⑤其他治疗：包括 A 型肉毒素多点注射膀胱逼尿肌、膀胱灌注透明质酸酶或辣椒辣素。神经调节，骶神经电调节治疗对部分顽固性尿频、尿急及急迫性尿失禁患者有效。

18. 什么是充盈性尿失禁？

尿液不受主观控制而自尿道口点滴溢出或流出，称为尿失禁。一般多由于神经或括约肌损伤导致括约肌功能丧失而发生。而充盈性尿失禁经常发生在前列腺增生患者中，不是由于括约肌关不住尿液引起，而是由于膀胱功能完全失代偿，膀胱呈慢性扩张，尿液存留过多而引起。前列腺增大压迫尿道，使尿液排出困难，每次排尿不能排空膀胱内尿液，产生了残余尿。当残余尿越积越多，膀胱内压力超过尿道闭合压时，尿液会自动流出来。许多老人经常在不知不觉中尿湿裤子或床褥，而不得不像婴儿那样，整天要兜一块尿布。有的老人因此而不敢喝水、不敢上街，十分痛苦和烦恼。治疗方法是及早施行前列腺微创手术，以解除尿路梗阻。

19. 前列腺增生与前列腺增生症有何不同？

前列腺增生与前列腺增生症是两个不同的概念。一般 45 岁以后男性的前列腺在显微镜下可发现腺体内有小的增生结节，这仅是组织学上的改变，临床上并没有症状，称为前列腺增生。前列腺增生在各个年龄段的发病率约为：31～40 岁 4.8%，41～50 岁 13.2%，51～60 岁 20%，61～70 岁 50%，71～80 岁 57.1%，81～90 岁 83.3%。如果不仅前列腺组织内有增生的改变，而且增生的前列腺还引起了临床症状，尿频，夜间更为明显；排尿困难，如排尿踌躇、费力、尿线变细、排尿不尽感、终末滴沥、排尿时间延长、射程变短等膀胱出口梗阻的症状；体格检查发现前列腺体积增大，这时称为前列腺增生症。换言之，男性进入中老年后，绝大多数都有前列腺增生，而只有其中约 1/3 的人会有前列腺增生症。

20. 中医对前列腺增生如何认识与诊疗?

中医认为前列腺增生属于"精癃""癃闭""淋证"范畴。本病病变部位在精室,主要是肾气亏虚、膀胱气化失司等脏腑功能失调所致。病因分虚实,实证以精室湿热、精室瘀阻、肺气郁闭、肝郁气滞等为主。虚证有中气下陷、肾阴亏虚、脾肾气虚等。本病证属本虚标实,肾虚气化无权,气血运行不畅,津液输布障碍,致肾虚、血瘀、湿浊互相交织,互为因果。临床上多为两个或两个以上证型同时并见,基于"脑-心-肾-精室"轴,从整体出发予以辨证施治。临床上可有九种证型,与肾密切相关。主要有肾气亏虚证型,表现为小便不通、点滴不爽、排尿无力、神疲乏力、腰腿酸软等;湿热下注证型,表现为小便频数、点滴而下或量极少、尿赤灼热、小腹胀满、口苦等,或者有尿路感染、尿道阻塞等严重症状。

中医治疗方法有中药、针灸、食疗、足疗及穴位贴敷、埋线等,其中外治方法是颇具有特色的辅助疗法,患者可以在中药、针灸治疗同时选择应用。比如,足疗通过对人体脏腑相对应的各个足部反射区进行按摩,增强脏腑功能,调整机体的失平衡状态,从而起到治疗疾病、养生保健的作用。

食疗介绍如下:①黄芪甘草茶。黄芪 30 克、甘草 15 克,煎汤代茶,每日 1 剂。适用于时有尿意而不得出,或排尿费力、小腹坠胀、精神疲乏的患者。②牡蛎甘草茶。牡蛎 30 克、生甘草 30 克,煎汤代茶。适用于小便不利,尿如细线,甚至阻塞不通,小腹胀痛,舌紫暗的患者。③芡实莲子粥。芡实、莲子、燕麦煮粥,每日 1 餐。适用于尿频、量少不畅,食欲不振,腰腿酸软的患者。④羊肉煲。适用于小便不畅、面色苍白、腰膝酸冷、畏寒的患者。在冬天适量食用。

前 列 腺 癌

21. 什么是前列腺癌?

前列腺癌(prostate carcinoma, PCa)是老年男性的常见病。前列腺癌指发生在前列腺的上皮性恶性肿瘤,其中前列腺腺癌占 95% 以上,少数为移行细胞癌、鳞状细胞癌等。因此,通常所说的前列腺癌就是指前列腺腺癌。前列腺癌在欧美国家是最常见的男性恶性肿瘤之一,我国国家癌症中心发布2022年前列腺癌新发病例13.42万例,发病率为18.61/10万人口,列男性恶性肿瘤发病率第6位。前列腺癌的发病年龄在55岁前处于较低水平,55岁后逐渐升高,发病率随着年龄的增长而增加,高峰年龄是70～80岁。前列腺癌的发生与遗传因素有关。家族遗传型前列腺癌患者发病年龄稍早,年龄≤55岁的患者占43%。

前列腺癌早期常无症状,随着肿瘤的发展,晚期前列腺癌可引起压迫症状和转移症状。压迫症状主要是由于逐渐增大的前列腺腺体压迫尿道而引起的进行性排尿困难,表现为尿线细、射程短、尿流缓慢、尿流中断、尿后滴沥、排尿不尽、排尿费力,此外,还有尿频、尿急、夜尿增多,甚至尿失禁。肿瘤压迫直肠可引起大便困难或肠梗阻,也可压迫输精管引起射精缺乏,压迫神经引起会阴部疼痛,并可向坐骨神经放射。转移症状主要是前列腺癌侵及膀胱、精囊、血管神经束,引起血尿、血精、勃起功能障碍(erectile dysfunction,ED)。盆腔淋巴结转移可引起双下肢水肿。前列腺癌常易发生骨转移,引起骨痛或病理性骨折、截瘫。前列腺癌也可侵及骨髓引起贫血或全血象减少。临床诊断前列腺癌主要依靠直肠指检、血清前列腺特异性抗原(prostate specific antigen,PSA)、经直肠超声(transrectal ultrasonograpghy,TRUS)和盆腔磁共振成像(magnetic resonance imaging,MRI)。CT(computed tomography)诊断早期前列腺癌的敏感性低于MRI。因前列腺癌骨转移率较高,在决定治疗方案前通常还要进行核素骨扫描检查。确诊前列腺癌需要通过前列腺穿刺活检进行病理检查。前列腺癌治疗有内分泌治疗、手术治疗、放射治疗(简称放疗)、化学治疗(简称化疗)、免疫治疗和分子靶向治疗。中医药扶正祛邪有助于肿瘤治疗和康复。

22. 前列腺肿瘤有哪些类型?

首先,根据前列腺肿瘤的性质,可以分为良性肿瘤和恶性肿瘤两大类。前列腺的良性肿瘤比较少见,仅占前列腺肿瘤的0.5%,主要有平滑肌瘤、纤维肌瘤、软骨瘤、肌瘤等。绝大部分前列腺肿瘤是恶性肿瘤。

其次,根据前列腺的组成成分,可将前列腺恶性肿瘤分为上皮性和非上皮性两大类。其中上皮性肿瘤有腺癌、移行细胞癌、鳞状细胞癌及未分化癌；非上皮性肿瘤主要为肉瘤，有横纹肌肉瘤（又分胚胎性横纹肌肉瘤、多形性横纹肌肉瘤和腺泡性横纹肌肉瘤3种）、平滑肌肉瘤、纤维肉瘤、癌肉瘤、脂肪肉瘤、叶状囊肉瘤等，此外，还有恶性纤维细胞瘤、恶性淋巴瘤、恶性色素瘤、神经内分泌肿瘤等。

23. 不同种族、地区的前列腺癌发病率是否有差异？

根据2023年国际癌症研究机构（International Agency for Research on Cancer，IARC）最新统计，2022年新诊断的前列腺癌患者约144万例，占男性恶性肿瘤的14.1％，是全球范围内男性癌症发病率第二位（仅次于肺癌）。前列腺癌的发病具有明显的种族和地区差异。全球平均发病率约36/10万，但地区差异极大，亚洲是10/10万，而北美为148/10万。在美国，前列腺癌是男性中最常见的一种癌症，每年死于前列腺癌的人数中，黑人约为白人的2倍。在东方人群中，本病发病率相对低，我国前列腺癌的发病率远较欧美国家低，但近年来发病率有上升趋势。在20世纪80年代以前，我国前列腺癌的发病率很低，但是之后发病率上升态势明显。2022年，我国前列腺癌新发患者数为13.4万例，2024年则超16万例。而且前列腺癌发病率在城乡之间存在较大差异，特别是大城市的发病率更高。前列腺癌的发病率呈现明显的"西高东低"分布，欧美发达国家及黑人群体高发，亚洲地区虽整体较低但增长迅速。遗传、老龄化、生活方式（如高脂饮食）、筛查体系完善程度是主要影响因素。

24. 前列腺癌会遗传吗？

前列腺癌与遗传因素相关度非常高。有研究表明，与其他人种相比，黑人的发病率最高，有家族史的人发病率也高；前列腺癌患者的兄弟比其他人发生前列腺癌的概率高3倍，而且容易早年发病，确诊年龄要比其他人提前6～7岁。有患者几代人发病的报道，且多在60岁以前发病。国外曾报道孪生兄弟前列腺癌发病情况以评估遗传因素的影响，同卵孪生者前列腺癌发病率较异卵孪生者高。另外，前列腺癌患者的亲属发生其他恶性肿瘤的危险性也增高，如结肠癌、乳腺癌等。最近10年广泛应用分子生物学技术和方法研究遗传性前列腺癌,通过检测肿瘤细胞的基因改变,可发现在某一位点上存在等位基因的丢失即杂合性缺失。研究发现,15%的前列腺癌存在这种基因改变,有的发现更多,甚至达75%。同时发现,在特定的亲属中某些癌基因出现相同的变异,而构成这些位点的密码具有遗传易感性,这也从分子生物学角度说明了前列腺癌与遗传的关系。

25. 前列腺癌如何病理分级? 它有什么意义?

前列腺癌的病理分级对前列腺癌的诊断、治疗和判断预后十分重要,不容小觑。前列腺腺癌的病理分级使用前列腺癌 Gleason 分级评分系统,它能够显示腺体的结构特征,表明细胞的分化恶性程度。该评分系统将前列腺癌组织在显微镜下分为主要分级区和次要分级区,每区按分化程度分为1～5级,采用5级10分制分级评分,且主要分级区和次要分级区的 Gleason 分级值相加得到总评分即为其分化程度。Gleason 评分2～4分属分化良好癌,5～7分属中等分化癌,8～10分属分化不良癌。

Gleason 分级评分系统自2004版发布以来经历了几次修改。2014年国际泌尿病理协会(International Society of Urological Pathology,ISUP)共识会议上提出前列腺癌分级分组系统。根据 Gleason 总评分和疾病危险度的不同,将前列腺癌分为5个不同的组别。

ISUP 1级:Gleason 评分≤6分,仅由单个分离的、形态完好的腺体组成。

ISUP 2级:Gleason 评分3+4=7分,主要由形态完好的腺体组成,伴有较少的形态发育不良腺体/融合腺体/筛状腺体组成。

ISUP 3级:Gleason 评分4+3=7分,主要是由发育不良的腺体/融合腺体/筛状腺体组成,伴少量形态完好的腺体。

ISUP 4级:Gleason 评分4+4=8分、3+5=8分、5+3=8分,仅由发育不良的腺体/融合腺体/筛状腺体组成;或者以形态完好的腺体为主伴少量缺乏腺体分化的成分组成;或者以缺少腺体分化的成分为主伴少量形态完好的腺体组成。

ISUP 5级:Gleason 评分9～10分,缺乏腺体形成结构(或伴坏死),伴或不伴腺体形态发育不良/融合腺体/筛状腺体。

26. 如何判断前列腺癌是早期还是晚期？

前列腺癌早期和晚期只是一种粗略的分期说法,临床上经常使用国际统一的 TNM 分期法。T、N、M 分别表示肿瘤(T)、淋巴结(N)和转移(M)。2018年开始采用美国癌症联合委员会制定的前列腺癌 TNM 分期系统,指导选择治疗方法和评价预后。TNM 分期系统将前列腺癌分为 $T_1 \sim T_4$ 期,再有各自的亚期。前列腺癌的分期越高,其病期越晚。N 期为盆腔淋巴结转移,M 期为肿瘤发生盆腔外淋巴结转移、骨或内脏等远处转移。T_1 和 T_2 期的前列腺癌没有突破前列腺包膜,癌仅局限腺体内部,没有淋巴结转移,用 $T_1 \sim T_2 N_0 M_0$ 表示,临床上称为局限性前列腺癌,也被称为早期前列腺癌。T_3 和 T_4 期的前列腺癌突破前列腺包膜,癌扩散转移至前列腺周围组织,如精囊腺、膀胱颈、直肠、肛提肌、盆腔区域淋巴结,远处转移可达骨、肺、肝、肾上腺等。这种情况为局部进展期前列腺癌,也被称为晚期前列腺癌。

通过直肠指检、前列腺特异性抗原、穿刺活检阳性针数和部位、核素全身骨显像、前列腺 MRI 或前列腺 CT 及淋巴结清扫来明确临床和病理分期,具体如下。

T 分期:表示原发肿瘤的局部情况,主要通过直肠指检、前列腺 MRI、前列腺穿刺阳性活检数目和部位确定。

N 分期:表示区域淋巴结情况,CT、MRI 及超声检查可明确。通过开放途径或腹腔镜进行盆腔淋巴结清扫能从病理上准确了解淋巴结转移情况。

M 分期:主要表示有无远处转移。包括盆腔以外的淋巴结转移、骨转移或者其他器官转移。患者被确诊为前列腺癌后,尤其是对 Gleason 评分＞7 分或前列腺特异性抗原＞20 纳克/毫升的患者,应行核素全身骨显像检查,发现骨可疑病灶时可选择 X 线检查、MRI 和/或 CT 等检查明确诊断。

27. 早期前列腺癌的临床特点是什么？

一般来说,早期前列腺癌指偶发癌(T_1)或者是局限在前列腺腺体内的癌

(T_2)，没有癌的浸润，没有癌转移$(N_0 M_0)$。所有 T_1 期、T_2 期的前列腺癌，或者 Gleason 评分 7 分以下的前列腺癌都属于早期前列腺癌。早期前列腺癌往往没有任何症状，或者有前列腺增生的症状，如尿频、尿急、尿痛、血尿等。目前主要通过血清前列腺特异性抗原、直肠指检、经直肠 B 超、MRI 或 CT 检查明确诊断。影像学检查可以帮助了解肿瘤的范围、肿瘤是否侵犯周围组织、侵犯盆腔的程度和固定度，还可了解精囊是否受浸润的情况等。核素骨扫描有助于了解前列腺癌是否有骨骼转移。确诊前列腺癌要依靠前列腺穿刺获取病理检查结果。对于早期前列腺癌，可以通过内分泌治疗或者手术根治，手术根治是最佳的选择，可以达到治愈效果。

28. 晚期前列腺癌的临床特点是什么?

根据 TNM 分期，当前列腺癌局部扩散超出前列腺包膜，周围组织或者远处器官有转移性病变发生，疾病进入局部进展期，这一阶段称为前列腺癌晚期。临床表现与癌组织侵犯的部位有关，癌组织侵犯不同区域，引起相应的症状。可能出现的症状有：下尿路梗阻，表现为尿频、尿急、排尿费力等；由骨转移导致的骨痛或者病理性骨折；压迫脊髓可导致下肢瘫痪；压迫直肠造成大便变细和排便困难。如果肿瘤侵犯膀胱直肠间隙，表现为腰痛、患侧睾丸痛及射精痛。肿瘤蔓延至膀胱直肠间隙的上端，即可压迫该处的输尿管、精囊及射精管，累及输尿管可导致单侧或双侧肾积水，最后引起肾功能不全。肿瘤侵犯膀胱颈、膀胱三角区，可出现与前列腺增生症相似的症状，比如逐渐加重的尿频、夜尿增多、尿线变细、排尿困难及尿潴留，血尿少见。肿瘤侵犯尿道，造成尿道括约肌功能受损，引起排尿困难或尿失禁等。肿瘤侵犯前列腺神经血管束，导致勃起功能障碍。肿瘤晚期会出现明显消瘦等恶病质症状，广泛转移造成多器官功能衰竭而死亡。

29. 什么是前列腺癌的危险度?

患前列腺癌后，患者和家属常常会询问医生，患者前列腺癌的恶性程度、治疗后是否会出现复发转移，能够生存时间、危险度有多少，等等。为了评估前列腺癌的危险度,将前列腺特异性抗原、Gleason 评分及临床分期(TNM 分期),三项综合后分低危、中危和高危。危险度越高,治疗后出现复发转移的概率越大。

低危:$T_1 \sim T_{2a}$,Gleason 评分 2~6 分,前列腺特异性抗原<10 纳克/毫升。

中危:T_{2b},Gleason 评分 7 分,前列腺特异性抗原 10~20 纳克/毫升。

高危:$\geqslant T_{2c}$,Gleason 评分 8~10 分,前列腺特异性抗原>20 纳克/毫升。

举例:高危临床局限性前列腺癌患者,纳入标准为 cT_3 或 Gleason 评分$\geqslant 8$ 分或 $cT_{2b/c}$,Gleason 评分 7 分,前列腺特异性抗原>10 纳克/毫升。对于前列腺特异性抗原>20 纳克/毫升或 Gleason 评分>8 分的局限性前列腺癌患者符合上述分期和预期寿命条件的,根治术后可给予其他辅助治疗。因此,前列腺癌的危险度分类可以作为临床上制订治疗方案和判断预后的依据。

30. 什么是前列腺潜伏癌和偶发癌?

潜伏癌:指患者生前没有前列腺疾病的症状或体征,只是在死后的尸检中由病理学家检查发现的原发于前列腺的腺癌称为前列腺的潜伏癌。潜伏癌可以发生于前列腺的任何部位,但以外周区多见且常为分化好的腺癌。国外报道,潜伏癌的发病率为 26%~73%,且有地区差异。我国北京大学泌尿外科研究所(原北京医科大学泌尿外科研究所)对 506 例尸解前列腺的连续大切片检查发现,前列腺潜伏癌占 3.4%(17/506),其中 21~30 岁年龄组为 1.9%,31~40 岁年龄组为 0.7%,41~50 岁年龄组为 3.9%,51~60 岁年龄组为 2.1%,61~70 岁年龄组为 12.1%,71 岁以上年龄组为 17.2%。

偶发癌:指患者有排尿异常症状,手术前各项检查指标都没有前列腺癌征象,但在前列腺增生手术后,组织病理学检查发现为前列腺腺癌,这种情况称为前列腺偶发癌。偶发癌的治疗以临床和病理分期为依据。一般认为 T_1 期预后好,主张定期随访,无须任何治疗。如出现局部复发和转移,则按相应临床分期处理。T_2 期预后比 T_1 期差,文献报道 T_2 期在行前列腺根治术时 6%~18%已有前列腺被膜或精囊浸润,22%~38%有盆腔淋巴结转移。

31. 什么是前列腺肉瘤?

前列腺肉瘤少见,它不属于癌,是非上皮性恶性肿瘤。任何年龄都可发病,好发于青年人,也可见于儿童。其特点是发病迅速,预后差。根据细胞形态可分为肌肉瘤(包括横纹肌肉瘤和平滑肌肉瘤)、梭形细胞肉瘤(包括纤维肉瘤)、其他肉瘤(包括黏液肉瘤和脂肪肉瘤)等。前列腺肉瘤体积大,可填满整个骨盆腔,肿瘤常常环绕膀胱颈部,易发生尿潴留。如果压迫直肠也可引起排便困难。肿瘤巨大者可压迫下段输尿管引起肾、输尿管积水。如侵犯骨盆可引起溶骨性破坏。主要经局部淋巴转移,也可通过血行转移至肺、肝、骨等。75%病变可局部扩展至尿道、膀胱、精囊、输尿管等。前列腺肉瘤早期不出现症状。出现症状时,肿瘤已相当大。一般早期症状是膀胱颈部梗阻,晚期症状是较为剧烈的疼痛,可放射至骶部、坐骨神经或扩散至腰部及会阴部。肿瘤压迫膀胱底或侵犯尿道可影响排尿,明显的症状是尿频、尿痛及排尿困难。巨大的肿瘤可向腹部突起,在耻骨上膀胱区可触及肿块。当瘤体有坏死时可出现肉眼血尿。随着肿瘤发展,可有明显消瘦、贫血及恶病质等全身症状。任何年龄,特别是儿童或40岁以下有排尿困难的病史,合并有明显便秘,直肠指检时发现无压痛的前列腺肿块,有囊性感,就应高度重视。B超、MRI或CT检查都有诊断价值,做穿刺活检极为重要,可获得病理确诊。在肿瘤有转移时,X线骨盆平片及核素骨扫描显示有骨破坏病变。前列腺肉瘤局限于前列腺被膜内而尚未浸润时,宜行前列腺全切术。如手术已无法进行,对淋巴肉瘤、网织细胞肉瘤及平滑肌肉瘤可行放射治疗。如手术及放疗皆不能达到治愈目的,可行化学治疗。但前列腺肉瘤病程发展极快,预后不良,儿童患者尤差。一般自确诊后,少有生存1年以上者。

32. 什么是前列腺导管腺癌?

前列腺导管腺癌是一种罕见的前列腺恶性肿瘤。从组织学上看,它主要起源于精阜或与它相邻近的大的尿道周围的初级前列腺导管及前列腺部尿道,最常见于经尿道前列腺切除术及根治性前列腺切除术的标本。但它也可起源于周围的前列腺导管,偶尔也可与周围叶的小腺泡性前列腺腺癌同时存在。免疫组织化学检查对前列腺导管腺癌的鉴别诊断有重要的价值。

前列腺导管腺癌多见于老年人。在临床上多表现为血尿和下尿路梗阻症状。膀胱尿道镜检查是主要的诊断手段,可见典型的乳头状改变。前列腺导管腺癌的治疗方法主要有经尿道前列腺电切术、根治性前列腺切除术、激素治疗、放疗，或联合治疗。预后主要取决于临床分期、部位和合并的前列腺病变。

33. 什么是前列腺上皮内瘤？

1973 年，Richart 提出"上皮内肿瘤"的名称。从生物学行为来看，上皮内肿瘤的增生细胞具有肿瘤细胞特征，意味着此病变有进展为浸润癌的可能，属于癌前病变。1992 年，Mostofi 提出将形态学上具有一定异型性、尚保存原有腺体结构或基底细胞层且无间质浸润的病变统称为前列腺上皮内瘤（prostatic intraepithelial neoplasia PIN），明确其肿瘤性生长特性及具有逐渐发展成浸润性癌的潜能，把它作为前列腺的癌前期病变。前列腺癌动物模型可观察到前列腺上皮内肿瘤向腺癌进展的形态学改变，也有很多学者报道从前列腺上皮内瘤发展为癌的演变过程。生化分析发现，前列腺上皮内肿瘤的前列腺特异性抗原水平明显高于其他良性组织和正常组织，但低于前列腺癌组织。因为机体在正常情况下，由分泌细胞产生的前列腺特异性抗原必须穿过 5 层结构才能进入血液；而出现前列腺上皮内瘤时，其基底细胞层或基底膜存在局限性缺失，使前列腺特异性抗原更易进入血液循环。因此，前列腺特异性抗原对预测前列腺上皮内肿瘤癌变具有重要意义。目前临床上，高级别上皮内瘤采取密切观察，3 个月内复查前列腺特异性抗原，短期内进行重复前列腺穿刺；低级别上皮内瘤不必短期内进行重复前列腺穿刺，但是需要关注，门诊观察。

34. 什么叫雄激素非依赖性前列腺癌？

大多数前列腺癌都是由种群不同的雄激素依赖性或雄激素非依赖性的肿瘤细胞所组成，而且雄激素非依赖性前列腺癌（androgen-independent prostate cancer，AIPC）是前列腺癌治疗过程中进展到一定阶段的表现。内分泌治疗是前列腺癌主要治疗方法之一，在采用内分泌治疗过程中突然失去效果，这阶段通常叫作雄激素非依赖性，前列腺癌称为雄激素非依赖性前列腺癌。因为早期前列腺癌的细胞类型往往以雄激素依赖性细胞为主，当患者接受内分泌治疗以后，肿瘤中的雄激素依赖性细胞就大量、快速地凋亡了，只剩下原先在肿瘤中仅占很小比例的雄激素非依赖性肿瘤细胞,并增殖生长成为肿瘤的主要细胞类型。这阶段内分泌治疗已经失去作用,前列腺癌变成雄激素非依赖性前列腺癌或去势抵抗性前列腺癌(castration-resistant prostate cancer,CRPC)。此时应该考虑二线激素治疗,或者放疗、化疗、联合化疗、靶向治疗等。

35. 什么是癌基因? 与前列腺癌相关的癌基因有哪些?

癌基因是一种细胞基因,它可以解除对细胞增殖的调节并抑制细胞凋亡,它由原癌基因经历突变产生。原癌基因在调节细胞分裂过程中起着关键作用。通俗的理解就是,原癌基因通过突变转变为癌基因而导致癌症,突变改变了原癌基因的功能,导致细胞增殖失控。

前列腺癌是一种高度异质性的肿瘤,90%的转移性去势抵抗性前列腺癌(mCRPC)存在基因异常。在前列腺中,同源重组修复(homologous recombination repair,HRR)基因突变的发生频率约为14.1%,主要突变基因为 BRCA2、ATM、BRCA1。除此之外,在转移性前列腺癌患者中还检出 CHEK2、RAD51D、ATR、NBN、GEN1、MRE11A、BRIP1 及 FAM175A 等 DNA 修复基因胚系变异。我国有一项对于 316 例前列腺癌患者的研究,除 BRCA1/2、ATM 外,还检出 2 例 GEN1(0.63%)、1 例 CHEK2(0.32%)及 1 例 FANCA(0.32%)基因胚系致病变异,提示我国转移性前列腺癌患者胚系基因突变谱与国外人群存在差异。

36. 什么是生长因子? 与前列腺癌相关的生长因子有哪些?

生长因子是细胞所产生的蛋白,其功能为调节细胞的生长及繁殖。这类蛋白由细胞释放后即与特异性的受体结合,其正常的调节功能是维持生命不可缺少的因素,而功能异常即可引起多种疾病,其中最重要的就是肿瘤。

生长因子的研究大部分在细胞培养中进行,正常细胞生长具有高度规律的调节功能。如生长因子系来自身体的远在部位,通过血运作用于靶细胞,这类生长因子具有内分泌作用;若生长因子仅运行近距离而作用于邻近细胞则称为旁泌分泌;若所产生的生长因子仅作用于该细胞本身,即该细胞表面有特异性受体则称为自泌分泌。至今已知有 10 余种生长因子,研究较深入的有上皮生长因子、转化生长因子、神经生长因子、纤维生长因子、前列腺生长因子等。目前有资料表明,转化生长因子与前列腺癌的发生、发展密切相关。通过免疫组织化学方法可观察到前列腺癌细胞转化生长因子的阳性表达。

37. 什么是细胞凋亡? 与前列腺癌的发生有什么关系?

细胞凋亡又称细胞程序性死亡,是机体的一种生理功能。它不同于一般的细胞坏死,是正常的细胞代谢过程。其过程首先是细胞核、染色质、细胞质、细胞器浓缩,细胞膜与其他细胞之间的接触丢失,细胞膜皱缩、内陷,核 DNA 破碎形成小体,但细胞内容不外漏,周围没有炎症反应。最后形成的小体(凋亡小体)从细胞表面脱落或被邻近细胞吞噬,溶酶体溶解,不留任何痕迹。而细胞坏死是被动的细胞死亡。细胞肿胀,细胞膜破裂,细胞结构破碎、溶解,周围有明显的炎症反应,诱发产生细胞因子,多有明确的病因,修复后多遗有痕迹。

任何器官(包括前列腺)的正常组织和功能(生长、发育、分化),只有在细胞有丝分裂数目与被细胞凋亡清除数目相等、相对平衡的情况下方能维持。当细胞 DNA 有改变,导致细胞生长、增殖与细胞凋亡不平衡时,从量变到质变,就出现癌变。从以破坏雄激素的手段治疗前列腺癌的反应看,细胞凋亡与细胞增殖的不平衡,也能证实这一不平衡在癌变时的重要性。正常情况下,前列腺组织依赖于连续供应的雄激素以维持其细胞数目及功能活性。对雄激素依赖的前列腺癌经雄激素剥夺治疗后,病情明显好转,同时可观察到肿瘤细胞出现细胞凋亡。

38. 中医对前列腺癌如何认识与诊疗?

《黄帝内经》有云:"正气存内,邪不可干""邪之所凑,其气必虚",指出正气不足是疾病发生的内在因素,外来邪气是引发疾病的重要条件,外邪必须通过内在因素才能发病的道理。当邪气侵袭人体时,正气就会发挥抗病祛邪的作用。正气可以被认为是一种物质,又可以抽象地被认为是抵御邪气的一种能力。启示正气强大,则邪气无从干扰身;反之正气虚衰,则易受邪气侵袭。

现代的癌症在古代没有与之完全相符的疾病描述,但是与中医的"积聚"等颇为相似,其与本虚息息相关,故积聚的根本原因是阴阳不和,腑脏虚弱;而"养正积自除"则成为扶正治癌的理论依据。

从前列腺癌的症状看,本证属于中医"积聚""癃闭""尿血"范畴。实践中单纯中药治疗,存在对消除局部病灶、消灭癌细胞作用不强,抗肿瘤疗效重复性差等不足。如果中医中药能与手术、放疗、化疗及内分泌治疗结合,发挥各自的优势,并合理安排,则能起到增效减毒作用,提高患者生活质量,延长生存期。中医在扶正固本,增强、调节机体免疫功能,减轻治疗的不良反应方面有其独到之处。按照前列腺癌的病程发展,中医把前列腺癌分成湿热下注、肝肾阴虚和气血两虚三种证型。介绍方药如下。

湿热下注型:以清热利湿解毒为主,方药为萆薢分清饮加减。萆薢 15 克,茯苓 15 克,车前子 15 克,生薏仁 12 克,白术 10 克,龙葵 30 克,半枝莲 20 克,白英 20 克,土茯苓 30 克,山豆根 10 克,赤小豆 10 克。

肝肾阴虚型:以滋阴降火解毒散结为主,方药为扶正抗癌方加减。女贞子 15 克,旱莲草 15 克,山药 12 克,枸杞子 10 克,山萸肉 12 克,熟地 20 克,茯苓 10 克,黄芪 15 克,当归 10 克,山豆根 15 克,土茯苓 20 克,海藻 10 克,昆布 10 克。

气血两虚型:以补益气血为主,方药为十全大补汤加减。人参 10 克,茯苓 10 克,白术 10 克,甘草 6 克,生地 10 克,当归 10 克,川芎 10 克,赤芍 10 克,肉桂 6 克,大枣 10 枚。

三、前列腺疾病的诱发原因

前 列 腺 炎

1. 为什么青壮年易发前列腺炎？

青壮年时期是男性性能力旺盛期，性活动频繁，前列腺容易在性兴奋的刺激下主动性地反复充血，导致腺体内瘀血水肿，毒素瘀积在前列腺里，诱发炎症的产生。同时青壮年时期也是前列腺液分泌最旺盛的时期，为细菌的生长提供了适宜的条件。如果不注意个人卫生或养成不良的生活习惯，比如大量饮酒、喜食刺激性食物、久坐、过度疲劳，以及性生活无节制或者有不洁性接触，导致机体抵抗力低下或体内呼吸、消化等器官发生感染，病原微生物可以直接或血行进入前列腺，形成急、慢性炎症。

2. 手淫会诱发前列腺炎吗？

手淫与非细菌性慢性前列腺炎关系密切。经常手淫，过度性冲动必然造成前列腺慢性充血，分泌亢进，长此以往会形成大量的前列腺液积聚于腺管和腺泡内，使前列腺肿胀，功能紊乱，激发慢性炎症的病理变化，最终导致前列腺炎。所以，要治疗和预防慢性前列腺炎，就要戒除手淫。

3. 饮酒、刺激性辛辣食物会诱发前列腺炎吗？

饮酒对前列腺炎患者没有好处，过多的饮酒使血管扩张，就像喝酒后会面部充血潮红一样,生殖器官包括前列腺同样也会充血。慢性充血使前列腺的腺泡扩张,腺体间的组织水肿,久而久之,前列腺的腺体结构被破坏,引起慢性前列腺炎。嗜好刺激性辛辣食物,使排泄物粪便含有辣素,蠕动到直肠待排时,长久刺激与直肠壁邻近的前列腺,使前列腺的血管同样会充血诱发炎症。

如果慢性前列腺炎患者想喝酒的话,应有节制地少量饮用啤酒或葡萄酒,这两种酒的酒精含量较低,营养价值较高,还有不同程度的利尿作用。总之,过多的饮酒对前列腺炎患者利少弊多,它是诱发慢性前列腺炎的重要因素。

4. 什么是尿液反流? 与前列腺炎有什么关系?

有一部分前列腺炎患者有前列腺内尿液反流的现象,这对前列腺炎的发生有重要的意义。细菌可通过前列腺部尿道内尿液的反流而上行感染并引起前列腺炎,最常见的致病菌是革兰氏阴性大肠埃希菌。泌尿系统感染时,病原微生物随反流尿液进入前列腺导致前列腺炎。尿液反流入前列腺可在前列腺形成结石,结石长期存在于前列腺内部阻塞腺管,导致分泌物淤积,继而感染,感染性分泌物无法通畅引流致炎症加剧难愈。此外,尿液与前列腺液的成分和酸碱度不一样,尿液反流入前列腺造成化学性刺激,引起"化学性前列腺炎",这可能是非细菌性前列腺炎及前列腺痛发病的重要原因。这种患者大多有膀胱颈及前列腺部尿道平滑肌痉挛、排尿时尿道压力增高。

前列腺增生

5. 哪些人容易患前列腺增生?

目前认为,前列腺增生的发病与老龄和有功能的睾丸这两个重要因素相关。随着年龄的增长,男性患者有功能的睾丸分泌雄激素会导致前列腺进一步增生,都会逐渐出现前列腺增生症的表现,这两者息息相关,缺一不可。若男性在年轻时或者在青少年时期,将睾丸切除,前列腺就不会出现增生,因为没有睾丸分泌的雄激素,所以前列腺增生与有功能的睾丸相关。此外,以下几种也是导致前列腺增生高发的因素：①经常久坐。久坐可导致患者的前列腺血流不畅。因此前列腺增生患者每次坐的时间最好以 1 小时为上限，超过时间就应起身活动 15 分钟左右，这样能有效缓解前列腺充血。②长期吸烟、喝酒或食辛辣刺激食物，容易前列腺充血，引起前列腺增生。③性生活过度和手淫频繁。性生活过度者比正常人患前列腺增生的概率高，症状也较严重。④长期憋尿。由于憋尿时间过长，饮水量减少会使尿液浓缩、排尿次数减少，导致尿内毒素沉积，尿液内的有害物质就会损害前列腺。⑤由其他器质性病变引起。比如慢性前列腺炎、尿道炎、膀胱炎等，使前列腺组织充血肿大。⑥精神压力很大。现代社会男性在工作和生活中承受着巨大的压力，精神压力甚至焦虑都是常见的情况。精神压力与人体整体健康密切相关，前列腺健康也不例外，所以，精神压力大的男性更容易患前列腺增生。

6. 为什么年龄增长，前列腺会增大？

随着年龄的增长，人体器官会逐渐衰老，大多数器官的衰老表现为器官的组织萎缩，而前列腺却不同，表现为器官增大。研究发现，前列腺的体积随着年龄增长，每年增加 0.6 毫升，相当于每年增加 2.5%（图 7）。流行病学调查证实，随着年龄增长，前列腺增生概率就会增加，到 60 岁时，前列腺增生的发病率超过 50%，80 岁时高达 83%。原因有三个：①前列腺的发育受雄激素的调控，男性进入青春期，睾丸产生雄激素增加，前列腺开始发育且长大。若青春期睾丸患病，导致雄激素水平低下，如先天性性腺功能减退或睾丸意外损害，前列腺就不会发育。而且，当切除双侧睾丸后，雄激素下降到去势水平，也会发生前列腺缩小。可见，前列腺增大受雄激素影响。男性一生中，雄激素的变化不像女性绝经，发生雄激素和孕激素跳崖式的陡降，雄激素是缓慢下降。②前列腺内的雄激素水平基本稳定，是外周血雄激素水平的 10 倍，受到年龄增长的影响较外周血明显减少。因此，前列腺组织持续增生。③研究发现，老年男性血清雄激素下降的同时，还出现全身炎症因子增加，且前列腺组织内炎症因子也增加。前列腺组织无菌性炎症反应显著增强，而炎症反应能刺激前列腺基质细胞增生，前列腺体积增大。

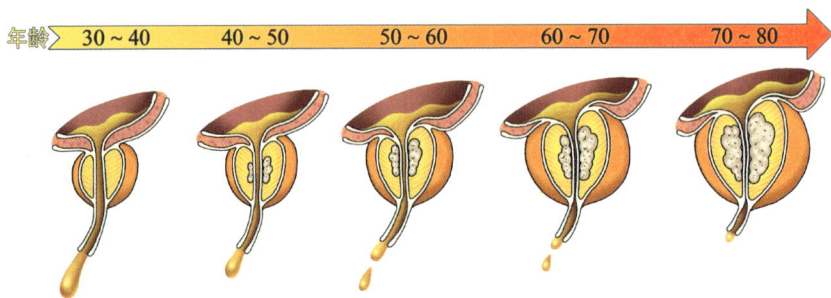

图 7　前列腺体积随年龄的增长而改变

7. 前列腺增大与哪些因素有关?

前列腺增生的病因很多。归纳以下几个方面:①年龄和睾丸。老龄和有功能的睾丸是发生前列腺增生的两个重要因素。前列腺有尿道从其中穿过,尿液和精液中的许多生长因子可以透过尿道黏膜对前列腺细胞的生长起促进作用。随着年龄的增长,这种作用日积月累,导致前列腺的增生。另外,与睾丸产生的雄激素有关。国内有人曾对清朝末代的老年太监做过检查,发现他们中间几乎没有前列腺增生患者。②雄激素的作用。前列腺是雄激素依赖器官,它的生长以及结构的维持、功能的完整都需要一定量的循环雄激素来维持。现在清楚,睾丸产生的睾酮是在 5α-还原酶的作用下转化为双氢睾酮才对前列腺的增生起作用的。③其他内分泌因素的作用。包括雌激素、催乳素、孕激素、胰岛素、生长激素、甲状腺素、肾上腺皮质激素、卵泡刺激素等。雌激素和雄激素对前列腺增生的发生有协同作用。④睾丸的非雄激素因素。人类的睾丸可以产生促进前列腺生长的非雄激素物质,它们可提高前列腺对雄激素的敏感性。⑤间质细胞的作用。前列腺是由上皮和间质细胞组成的。在雄激素对上皮生长的影响中,间质细胞是非常重要的。⑥间质-上皮的相互作用。主要通过:生长因子的旁分泌和自分泌作用;细胞外基质的调节作用;生长因子、细胞外基质间细胞的相互作用。⑦细胞凋亡。又称细胞程序性死亡。前列腺细胞的生长与凋亡是在相对平衡下有控制地进行的。正常前列腺组织中,前列腺增生的起始部移行带的细胞凋亡率已明显下降;随着年龄的增长,前列腺增生组织内细胞凋亡率进一步下降,说明前列腺增生主要不是由于细胞的增殖,而是由于细胞死亡的减少。

8. 什么样的食物会使前列腺增生?

有报道发现,日裔美国人,尤其是第二代日裔中前列腺癌和前列腺增生的患病率明显高于生活在日本的日本人。这显然是环境因素的影响,而且很可能与饮食相关。因此,科学家开始研究食物对前列腺增生的影响,结果发现,从小生活在美国的日本人较一直生活在日本的日本人,更多吃牛排、羊排等红肉,少了许多鱼肉、蔬菜和豆腐。进一步研究发现,牛排和羊排更能刺激雄激素产生;而蔬菜、豆腐富含异黄酮,刺激更多雌激素产生。由此可见,多吃牛肉、羊肉更易引起前列腺增大,而多吃蔬菜、豆腐,多吃鱼肉等白肉,更有利于减轻前列腺增大。

前 列 腺 癌

9. 哪些人容易患前列腺癌?

前列腺癌是老年男性常见的恶性肿瘤。近些年前列腺癌发病率呈现上升的趋势。发病年龄 50 岁以下少见,在 55 岁后逐渐升高,大多数患者发病年龄超过 65 岁,高峰年龄为 70～75 岁。前列腺癌发病率与社会经济发展状况相关,比如社会人口老龄化、生活水平提高、饮食结构变化及环境污染。发达地区呈现前列腺癌高发病率。

有研究指出,前列腺癌患者可能有以下几种情况。

(1)有前列腺癌家族史:在父亲或兄弟等一级男性亲属中,如有 1 人患有前列腺癌,那么该家族中其他男子患前列腺癌的概率就比普通人高 1 倍;如果有 2 人,则概率高出 3 倍。

(2)雄激素水平高:非洲裔男性雄激素水平较高,前列腺癌发病率高,说明雄激素水平高是前列腺癌的可能诱因之一。

(3)老年人:年龄是前列腺癌最主要的危险因素。男性在 45 岁之后,发病率就会升高,此后每增加 10 岁,发病率增高 1 倍。50~59 岁男性患前列腺癌的危险性为 10%,而 80~89 岁时则为 70%。

(4)性生活频繁:虽有研究显示,年轻时性欲旺盛、性交次数频繁者患前列腺癌的危险性增大,但目前还没有更确凿的证据支持。

(5)子女多:在排除年龄及社会经济状况的影响后,有生育力的前列腺癌患者的子女数明显多于正常人及前列腺增生症患者。

(6)高脂肪饮食模式:高脂肪饮食被认为是前列腺癌的危险因素之一,其中来源于红色肉类如猪、牛、羊的动物脂肪危险性最大,而来源于鱼、禽和奶制品的脂肪则危险性小。

(7)接触重金属或放射性物质的职业:前列腺癌发病与接触镉的职业有关。

(8)病毒易感体质:有研究发现,人乳头状瘤病毒感染是前列腺癌发展的晚期事件。

10. 患前列腺增生的人更容易得前列腺癌吗?

首先,前列腺正常解剖结构分四个带(区),即纤维肌质带、移行带、中央带和外周带。前列腺增生和前列腺癌的好发部位不同,增生主要发生在前列腺中央区域的移行带,而前列腺癌好发于远离尿道的外周带。发生在移行带的前列腺癌占比不到 10%。

其次,前列腺增生和前列腺癌的发生部位、机制不一样(图 8),手术方法也

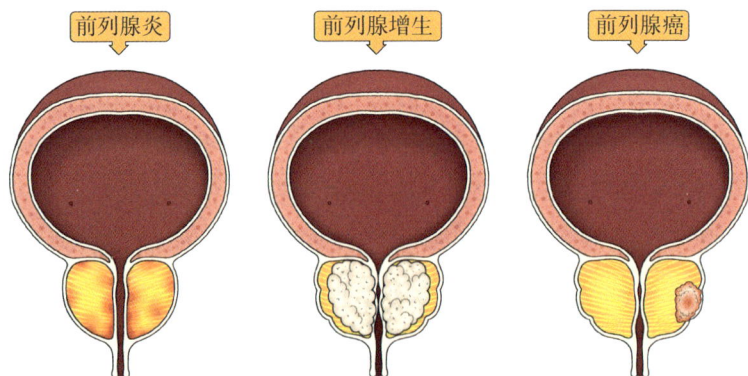

图 8　前列腺炎、前列腺增生和前列腺癌的对比

不相同。它们是两种不同的疾病，目前还没有两者直接关联的证据。而且，临床上前列腺增生患者，即使手术治疗，以后仍然可能患前列腺癌。这说明前列腺增生的手术并不能替代前列腺癌的治疗。

11. 前列腺癌是否与饮食有关?

高脂肪饮食是前列腺癌的危险因素之一，其中来源于红色肉类的动物脂肪危险性最大。饱和脂肪酸、单不饱和脂肪酸、α亚油酸常与恶性程度大的前列腺癌有关，来源于鱼、禽和奶制品的脂肪则影响小。发病率高的西方国家，其居民饮食中脂肪含量较高，皆为高热量饮食，而在发病率较低的亚洲地区，他们的饮食除低脂肪外，含有较多量的纤维素、丰富的豆制品，有普遍的防癌意义。很多实验及研究证明，高脂肪饮食的摄入，特别是动物脂肪，会使前列腺癌的发病率明显增高。酒精是否与前列腺癌发病相关，目前没有研究结论，但最近国外报道了 18 307 例酒精滥用者的前列腺癌发病率高于一般人群，因此不建议 50 岁以上男性过量饮酒。

临床观察证实，蔬菜、水果、谷类均有降低前列腺癌发病率的作用。这些食物除了含有丰富的纤维素外，还含有较多其他特殊物质，如黄豆及其制品(如豆腐)中的异黄酮成分有明显降低前列腺癌发病率的作用，维生素 E 被认为有预防前列腺癌的作用。

四、预防前列腺疾病

前 列 腺 炎

1. 慢性前列腺炎会影响性功能吗?

有些慢性前列腺炎(chromic prostatitis,CP)患者会出现性功能障碍,如勃起功能障碍、早泄等。慢性前列腺炎并不直接影响阴茎的勃起,因细菌和分泌物刺激前列腺内部的神经,可造成性功能降低。长期的不适感也会对患者产生心理压力,长此以往,不良情绪可导致患者性欲降低。此外,患者性兴奋时前列腺充血,可引起局部疼痛加重,会产生射精痛和早泄。也有一些早期前列腺炎患者的性功能丝毫不受影响,还由于腺体充血,刺激邻近性器官的神经,其性欲反而旺盛。所以,慢性前列腺炎患者在积极治疗的同时,也应了解相关的医疗知识,解除不必要的思想顾虑,正常、适度的性生活,不但不会加重前列腺炎症,还能对慢性前列腺炎的康复起到促进作用。

2. 慢性前列腺炎要不要禁欲?

前列腺炎患者不需要禁欲。原因如下:首先,前列腺发生炎症时,前列腺液内可有较多的病原体和炎症细胞,如果不排空,病原体会不断繁殖。其次,前列腺液长期不排空或长期不射精,成年男性会产生下腹部和会阴胀满感,有欲排出去的强烈愿望,由此性冲动而引起阴茎勃起和前列腺充血,加重慢性前列腺炎的病情。再次,在排精过程中,可以使前列腺平滑肌收缩,促进前列腺液的排出,起到比前列腺按摩引流及改善局部血液循环更好的治疗作用。最后,禁欲也可能影响夫妻感情。所以,患者应该根据自己的年龄、性情趣及身体健康状况进行适度的性生活,不需要禁欲。

3. 慢性前列腺炎会传染吗?

要明确所患的慢性前列腺炎属于哪种类型。临床上绝大多数慢性前列腺炎是查不出致病菌的,被归属为非细菌性前列腺炎,这种类型的患者是不会将炎症传染给女方的。即使查出有细菌感染,致病菌多数为大肠埃希菌,虽然患者的精液中可能同时存在这样的细菌,但由于女方阴道内有较强的抵抗外来细菌感染的能力,因此不必担心会通过性生活传染给女方。临床上有少数慢性前列腺炎属于滴虫、霉菌引起的,或由淋球菌、衣原体、支原体感染所致,属于特异性前列腺炎。这类前列腺炎在发病早期具有传染性,可引起特异性阴道炎症,因此,对这类因素引起的前列腺炎,在治疗的早期应该避免性生活。如果治疗后,病原微生物被杀死,病原微生物培养结果为阴性,这时进行性生活,就不会传染。

4. 哪些物理治疗可以预防前列腺炎发作?

慢性前列腺炎的物理疗法是增加前列腺的血液循环,帮助前列腺液引流,促使炎症的吸收和消退,是药物治疗外的辅助康复治疗方法,并可以预防前列腺炎发作。传统的方法有热水坐浴,水温 40～43℃,每日 1～2 次,每次 15～20 分钟。前列腺按摩,每周 1～2 次,连续 4～8 次,以帮助前列腺液排出。其他的物理治疗方法:①磁疗——磁疗的电磁场信号可促进正常的细胞迁移至受损区域,帮助其恢复正常的代谢,稳定机体的内环境。有助于减轻前列腺疼痛、水肿和炎症,增加血液循环,刺激免疫系统。②体外微能量冲击波——通过冲击波产生的空化作用,击碎前列腺导管内栓子,通过排精方式将前列腺内阻塞的物质排出。冲击波的机械应力作用能使病灶组织细胞发生物理变化,加速毛细血管微循环,减轻前列腺间质水肿。同时,利用体外冲击波能改变细胞周围自由基,释放抑制疼痛的物质。最新研究表明,体外冲击波能促进前列腺导管通畅,降低前列腺导管内压力,减轻会阴胀痛,加速前列腺微循环,减轻前列腺间质水肿,从而改善患者排尿症状。③生物反馈治疗——经直肠超声电导疗法,频率在 20 000 赫兹以上的超声波,可促进血液及淋巴液的循环,对于消除前列腺充血和水肿的效果较好。④电刺激——一定频率和强度的电刺激可以使肌肉产生"高频疲劳"效应,从而使肌肉松弛,减轻疼痛,在前列腺炎造成的慢性盆腔疼痛治疗中有一定的疗效。⑤中医物理治疗——包括灸法和推拿按摩,具有良好的镇痛、促进血液循环、改善组织缺血缺氧状态、舒筋活络、促进组织修复等作用。

前列腺增生

5. 前列腺增生可以预防吗?

前列腺增生是男性自然衰老的生理过程,亦是中老年男性的常见病。随着年龄的增长,男性患前列腺增生的概率亦相对增加。男性在 45 岁以后,前列腺可有不同程度的增生;50 岁以上男性中,半数都有前列腺增生;80 岁以上的男性前列腺增生有九成之多。其发生与雄激素水平和内分泌代谢有关。老龄和有功能的睾丸是两个影响前列腺增生的重要因素,然而这又是人类难以改变的影响因素,无特别的预防方法,人们只能改变自己的生活方式,延缓前列腺增生的进行性增大,比如避免诱发因素的存在,规律作息时间、减少性生活频率、食材均衡、坚持每天适当的体育锻炼等,这样有利于正常调节内分泌代谢;避免不良因素刺激,戒烟、戒酒,管理体重,一旦体质指数(body mass index,BMI)超标,需要通过调整饮食和加强体育锻炼来科学控制体重。

6. 非那雄胺可以预防前列腺进行性增大吗?

非那雄胺(finasteride)属于 5α-还原酶抑制剂,系 4 氮类固醇,没有激素作用。它通过抑制体内 5α-还原酶的活性,控制睾酮转化为双氢睾酮,可降低血液、皮肤组织和前列腺中双氢睾酮的水平,从而抑制前列腺增生,缩小前列腺体积,起到延缓疾病的发展、缓解疾病症状的作用。长期用药后,前列腺内双氢睾酮的抑制率为 80%～90%。通常医生会建议将非那雄胺用于良性前列腺增生的治疗,同时预防前列腺进行性增大。但是,服用非那雄胺后,有些人可能会出现性欲减退、勃起功能障碍、乳房肿大等不良反应，所以不建议患者盲目用药，而应该在医生的指导下进行药物的选择，按照正确的方法使用；不建议一般人群服用非那雄胺预防前列腺增生，它会影响前列腺特异性抗原的表达而有碍于前列腺癌的诊断。

7. 哪些饮食可以帮助预防前列腺增生?

下列食物对预防前列腺增生有益(图 9)。

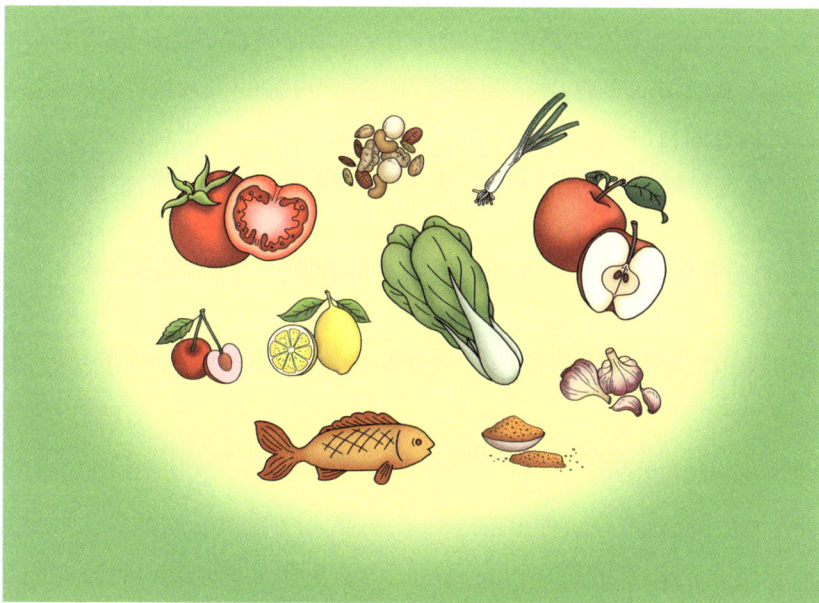

图 9　预防前列腺增生的食物

（1）番茄：富含番茄红素。研究证实，番茄红素具有独特的抗氧化能力，可以清除人体内导致衰老和疾病的自由基，阻止前列腺增生、癌变进程，是预防前列腺疾病的保健品。一个成人每天食用 100～200 克番茄就能满足身体对番茄红素的需要。

（2）干果果仁：南瓜子中含有一种能影响男性激素产生的物质，在某些经常吃南瓜子的民族中，前列腺增生发生率较低。实验发现，前列腺增生患者服用南瓜子的提取物，可以减少患者尿频的次数，并改善其他症状。南瓜子是维生素 E 和锌元素的最佳来源，可以抗老化预防前列腺增生。此外，葵花子、核桃仁、杏仁、花生、松子仁等对改善前列腺增生症有益。

（3）葱、蒜：经常吃生葱、生蒜，能降低老年男性前列腺增生的发病率。科学家发现，含大蒜成分的食物能够抑制胆固醇及脂肪酸在合成过程中所需的某种酶的生成，从而抑制了前列腺组织细胞增殖的活性。

（4）含维生素 C 丰富的食物：如柠檬、樱桃、大枣、石榴、苹果、梨、红薯等，被称为前列腺绿色保健食品。

（5）鱼肉：研究表明，从不吃鱼的人患前列腺病变的危险程度比经常吃鱼的人高 2～3 倍。

（6）蔬菜：含有丰富的纤维素、维生素，可以促进调节身体的代谢功能；蔬菜中的纤维素能增加咀嚼，使人有饱腹感，减少食物的摄入量，减少热量摄取，达到控制体重的目的。

（7）蜂花粉制品：可增加前列腺组织血液循环，减少水肿，提高疗效，而且无不良反应。因为蜂花粉含有大量的氨基酸、微量元素和各种维生素，其中的丙氨酸、谷氨酸、甘氨酸等对前列腺疾病有一定的疗效。

8. 建议前列腺增生患者摄入什么食物？

建议前列腺增生患者摄入的食物（图 10）如下。

（1）大豆制品：富含一种植物性雌激素，营养学家给它起名为大豆异黄酮。流行病学调查显示，亚洲男性前列腺疾病患病率明显低于欧美男性，当亚洲男性出生在欧美后，前列腺疾病的患病率又明显上升。因此，推测是亚洲的饮食习惯帮助男性降低了前列腺疾病的发病率。其中豆制品特别有价值，如豆浆、豆腐、豆奶和味噌。大豆制品品种多样，极少有不良反应，而且多吃不腻。

（2）南瓜子：南瓜是一种在人类食物中存在历史很长的蔬菜，富含锌、磷和维生素 E。许多研究都显示，南瓜对预防心脏、大脑和前列腺疾病都有益处。尤其在对前列腺增生患者的研究中，发现服用南瓜子提取物后，前列腺增生患者尿量有所改善，前列腺增生症状有所减轻，南瓜子对于改善前列腺增生症状有效果。有研究报道，前列腺健康的人与前列腺增生患者相比，血液中锌的含量更高。而前列腺疾病高发的美国，有 45％的人在饮食中摄入的锌含量是不

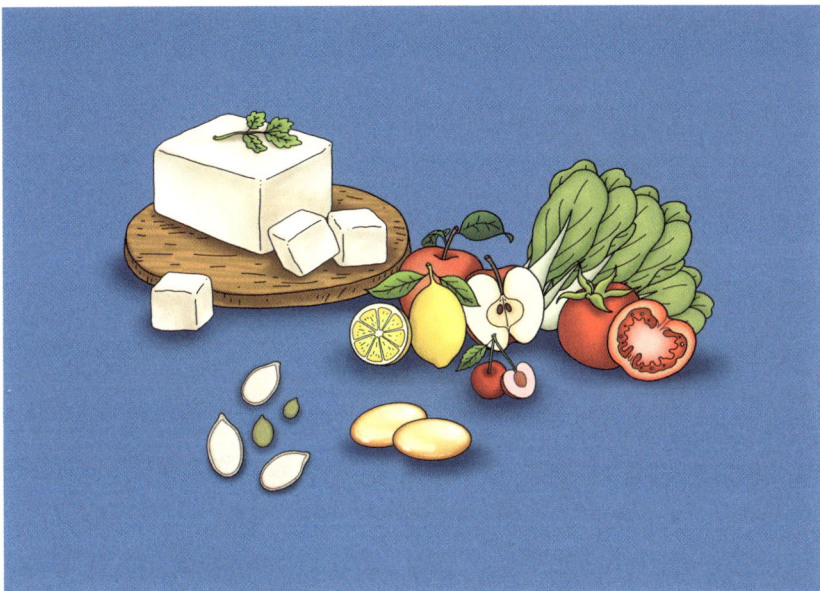

图 10　建议前列腺增生患者摄入的食物

足的,南瓜子恰恰能弥补这种不足。日常如何吃南瓜子呢? 对于一般健康人群来说,一日吃 20～25 颗南瓜子,就摄入足够量了。

(3) 蔬菜、水果:对于健康人群和前列腺增生患者来说,蔬菜和水果的摄入都是十分重要的。研究显示,丰富的 β-胡萝卜素、叶黄素、玉米黄质和维生素C 摄入可以降低良性前列腺增生的发生率。或许有人会担心大量食用蔬菜、水果会导致草酸摄入过多,引发肾脏草酸钙结石,并不是所有蔬果都富含草酸,而且多数水果中草酸累积,也很少导致肾结石的发生。推荐的蔬果有胡萝卜、菠菜、甜薯、西兰花、羽衣甘蓝、玉米、橘子、蜜瓜和奇异果,不推荐高糖类的葡萄、西瓜、李子和无花果等。同时,不建议用干制的水果片、蔬菜片、果干等取代正常新鲜蔬菜、水果的摄入。

(4) 鱼油:它富含 Ω-3 脂肪酸,其主要由二十碳五烯酸(EPA)和二十二碳六烯酸(DHA)组成,是两种人体必需脂肪酸之一。因为人体自身无法合成这种脂肪酸,只能从膳食中获取;而人体内激素又需要脂肪来维护平衡或者参与合成过程。2017 年,发表在《肿瘤学杂志》上的一篇文章表示,在服用非那雄胺和坦索罗辛(tamsulosin)治疗的前列腺增生患者中,服用 Ω-3 脂肪酸的患者与对照组相比,尿量有很大改善。Ω-3 脂肪酸常见于各种深海鱼,比如鲑鱼、沙丁鱼、鲱鱼等,而淡水鱼一般被认为不是摄入 Ω-3 脂肪酸的良好来源。

9. 不建议前列腺增生患者摄入什么食物?

不建议前列腺增生患者摄入的食物(图11)如下。

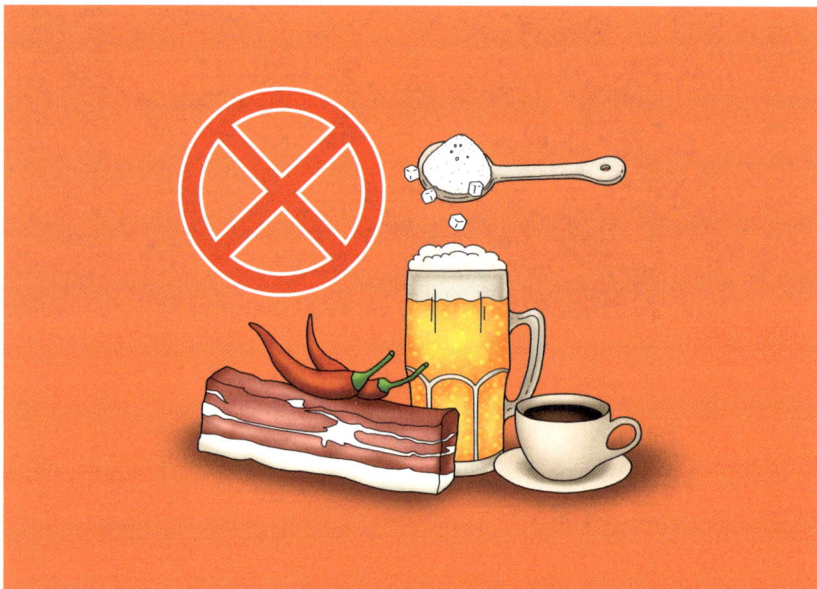

图 11　不建议前列腺增生患者摄入的食物

(1) 淀粉和糖类:有研究显示,前列腺增生早期的患者应尽量避免摄入蛋糕、糖果、饮料等。凡通过工厂加工、工艺制作后期加入添加糖的食物,特别是冰淇淋、冷冻添糖饮料等应当避免食用,以防刺激前列腺。

(2) 红肉:指在烹饪前因为富含肌红蛋白和血红蛋白而呈现红色的肉,比如猪、牛、羊肉等。2017 年,世界卫生组织公布的致癌物质清单中,红肉被列为2A 类致癌物质。研究显示,不吃红肉的人与吃红肉的人相比,其前列腺要更健康;长期吃红肉的人患前列腺癌和前列腺增生的概率均高于饮食中红肉摄入少的人。因此,推荐患者尽量避免食用红肉或少食用红肉,并注意因为少食红肉而有可能导致铁和蛋白质的缺失,可以通过食用菠菜、鸡肉、鱼虾肉等来进行补充摄入。

（3）咖啡因和酒精：咖啡因常见于咖啡、茶、奶茶、碳酸饮料和巧克力等食物。咖啡具有利尿作用，会增加排尿的量、频率及急迫程度。对于已经受到前列腺增生困扰的男性来说，减少咖啡因的摄入可以减轻前列腺增生的症状。流行病学调查显示，前列腺增生患者在减少酒的摄入后，前列腺增生的症状较以往明显改善。酒精还对前列腺有刺激作用，会加重前列腺增生的症状，并增加患前列腺癌的风险。

（4）辛辣食物：前列腺疾病患者应当减少刺激性食物的摄入，比如辣椒、芥末、胡椒等，避免前列腺充血肿胀，导致排尿不畅。虽然研究显示洋葱和姜可以降低前列腺增生的发病率，但因为姜、葱、蒜也是刺激性食物，不推荐前列腺增生患者食用过多姜、葱、蒜。但对健康人群来说，日常食用姜、葱、蒜是没有问题的。

10. 前列腺增生有哪些相关保健品？

（1）谷甾醇：β-谷甾醇是从松树或者大豆中提取出来的一种植物甾醇，已经被美国食品药品监督管理局（Food and Drug Administration，FDA）批准为公认安全（generally recognized as safe，GRAS）产品。β-谷甾醇分子结构上与人体胆固醇十分相似，因此能抑制胆固醇的合成和吸收，还具有抗氧化性和抗炎作用。研究发现，β-谷甾醇会抑制$5-\alpha$还原酶的活性，从而抑制睾酮转变为双氢睾酮，最终抑制前列腺细胞的生长。另外，有观察性研究发现，良性前列腺增生患者服用6个月的β-谷甾醇后，对比安慰剂组，服药组的国际前列腺症状评分（international prostate symptom score，I-PSS）、尿流量和前列腺体积的数据要明显好于安慰剂组。

（2）锯棕榈：锯棕榈提取自北美锯齿棕，对男性体内的雄激素有抑制作用。锯棕榈提取物能够改善排尿不畅，其效果与非那雄胺相似，改善患者尿液滴沥、尿频、尿量减少及尿线变细等症状。因其不良反应小很多，故能作为食用保健品。因其具有脂溶性，推荐随餐服用。

（3）番茄红素：番茄红素有很好的抗氧化作用，能有效保护前列腺组织生物膜受到氧化损伤，从而起到预防前列腺疾病的效果。尽管美国食品药品监督管理局和美国国家癌症研究所（National Cancer Institute，NCI）发布研究结果，认为番茄红素并未被确认有预防或者控制前列腺癌的效果。但是，研究表示，番茄红素的摄入可以减轻前列腺炎和前列腺增生症状。饮食中常吃番茄的男性比不常吃番茄的男性发生前列腺增生的概率低。除此之外,番茄红素还有降低心血管疾病风险的作用。番茄红素根据番茄的品种和成熟程度不同,会有很大区别。推荐从日常饮食中摄入红皮番茄和熟制番茄制品来预防前列腺相关疾病。

前 列 腺 癌

11. 哪些饮食可以帮助预防前列腺癌?

前列腺癌的发病率逐年增高,已经成为全球男性中第二位最常见的癌症。在美国,前列腺癌的发病率超过肺癌,位居第一位,病死率居第三位。近些年,我国前列腺癌的发病率也在逐年上升,且病死率较高。因此,前列腺癌的发生和发展一直为人们所关注。前列腺癌的发生受遗传基因的影响较大,欧美前列腺癌的发病率是我国发病率的 10 倍以上。但是,亚洲移民到欧美的第二代前列腺癌发病率大大增加,也表明了饮食和生活方式与前列腺癌的发生、发展息息相关。介绍几种食物和饮食方式可以预防前列腺癌。

番茄红素:属于类胡萝卜素中的一种,存在于番茄、番茄制品(如番茄酱)中,尽管西瓜、葡萄柚等蔬菜、水果中也发现存在番茄红素,但番茄中的番茄红素含量最高,而且因番茄的品种和成熟程度不同,番茄红素的含量也不相同;比如红皮番茄(50 毫克/千克)的番茄红素含量几乎是黄皮番茄(5 毫克/千克)的10 倍。营养学家早期在实验室研究发现,番茄红素能降低前列腺癌发生和减缓前列腺癌进展。但是,番茄红素是否能真地预防前列腺癌发生呢? 美国和欧洲的营养学家做了大量调查和研究,都无法给出足够的证据证明番茄红素对前列腺癌的抑制作用。美国食品药品监督管理局和国家癌症研究所发布研究结果,认为番茄红素并未确认有预防或者控制前列腺癌的效果。尽管如此,番茄红素有很好的抗氧化作用,并能有效降低心血管疾病风险。推荐通过日常饮食摄入番茄红素,由于番茄红素为脂溶性,吃熟制番茄制品能更好地吸收。

咖啡和茶:我国乃至亚洲流行喝茶,欧美流行喝咖啡。因此,营养学家开始关注茶和咖啡是否会影响前列腺癌的发生这一问题。有研究显示，多喝绿茶能降低前列腺癌的发病率。但是更多研究结果显示，喝茶或喝咖啡与前列腺癌的发生并无明显相关，大多数营养学家认为，平时无论是喝茶还是喝咖啡，既不会增加前列腺癌的发生，也没有相关的预防前列腺癌作用。我们认为，既然少数研究发现绿茶对前列腺组织细胞有益，可鼓励喜爱绿茶的朋友继续喝绿茶，良好的心情也有益身心。

地中海饮食（Mediterranean diet）：是20世纪60年代意大利和希腊人的传统饮食模式。其饮食结构特点是大量水果、蔬菜，每餐至少2份蔬菜和1个水果，烹饪食物用植物油取代猪油、牛油等动物性油脂，最好是橄榄油，每日30～40毫升。每日碳水来源提倡多类谷物，比如可以在全麦面包、玉米、藜麦、薯类、大米等五谷粮食中多样选择。每日摄入适量豆类和坚果，摄入适量牛奶、酸奶、奶酪等乳制品，大量喝水，偶尔喝红酒。鱼、虾、贝类海鲜每周至少吃2次，鸡、鸭、鹅等禽类白肉每周也可适量食用，但红肉、高糖甜品建议每周少于2份。同时，地中海饮食建议尽量减少游离糖的摄入，比如加糖的碳酸饮料、糖果、冰淇淋等；加工的肉类食品，比如香肠、熏制腊肉、咸鱼、肉干等；以及工厂加工类食物，比如薯片类膨化食品、各类冷冻微波食品等。除此之外，建议每天至少30分钟的运动，并提倡与家人、朋友共享美食。地中海饮食计划中包含的很多类食物不仅有预防前列腺癌发生的作用，也是降低其病死率的一个不错的饮食计划选择。

12. 哪些饮食可以帮助减缓前列腺癌的进展？

前列腺癌是一种进展较为缓慢的肿瘤，而且受雄激素和雌激素水平的影响。研究发现有些饮食可以延缓前列腺癌的进展。

（1）木酚素：也叫木脂素，是一种与人体雌激素十分相似的植物性雌激素，存在于亚麻籽、黑麦糠等多类谷物和蔬菜、水果中。在亚麻籽中的含量是其他植物的800倍，所以，通过亚麻籽油能最大限度地摄入木酚素。研究发现，木酚素内含肠内酯，肠内酯可以抑制5α-还原酶及同工酶，从而降低睾酮转化为双氢睾酮，使人体前列腺特异性抗原水平下降，减少对前列腺癌细胞供给，进而减缓前列腺癌细胞的生长。动物实验已经证实，木酚素的摄入可以降低前列腺肿瘤发病率,减小肿瘤体积及降低前列腺特异性抗原浓度。而在人体试测观察中,黑麦糠面包的确可以增加癌细胞衰亡的速率,进而减缓前列腺癌的发展进程。因此,推荐前列腺癌患者多摄入黑麦糠之类的粗粮,每日可吃一根亚麻籽的能量谷物棒,由于亚麻籽油不耐高温处理,也可以购入冷榨亚麻籽油拌沙拉食用,同时少吃精粮,如白馒头、米饭、面条等。

(2)异黄酮:人们日常爱吃的豆奶、豆浆、豆腐及味噌中含有许多对健康有益的物质,其中大豆异黄酮一直是被大多数营养学家所关注的。异黄酮是黄酮的异构体,也是一种植物性雌激素,在大豆及大豆相关食品中含量很高。研究显示,异黄酮能诱导癌细胞凋亡,促进细胞保护酶在前列腺组织中的表达,从而抑制前列腺癌发生。许多研究推断,这也是亚洲前列腺癌发病率远远低于欧美国家的重要原因。而且从亚洲移居到欧美的人群前列腺癌发病率上升,也与他们明显减少食用豆制品有关。目前欧美国家越来越多地开发豆制品,就连咖啡也加入豆奶成为规格高的营养品。因此,推荐前列腺癌患者多食用豆奶、豆浆和豆腐。

(3)维生素 D、维生素 E、硒及 Ω-3 脂肪酸:它们都是较容易从日常食物中获得的微量元素。饮食上可通过鱼肝、鱼油来获取 Ω-3 脂肪酸、维生素 D,各类植物油来获取维生素 E,以及海产品中获取硒。研究证明,这几种微量元素的摄入也可以降低前列腺癌的发生和发展的概率。近年的研究显示,Ω-3 脂肪酸虽然并不能预防前列腺癌的发生,却能极大限度降低前列腺癌的病死率。因此,推荐前列腺癌患者多食用鱼、鱼肝油或鱼油。

(4)游离糖和糖类的摄入:近年来,越来越多的营养学家相信肿瘤本质上是一种代谢相关的疾病,是代谢综合征的一部分。因此,对于确诊前列腺癌的患者来说,应当降低糖类,特别是游离糖的摄入。糖果、加糖碳酸饮料、蛋糕、冰淇淋等食物最好避免摄入,同时减少米饭、馒头、粥及面条等精制粮食的摄入,以粗粮替代,这样可以减少对肿瘤细胞提供营养,从而减缓前列腺癌的发展进程。

(5)生酮饮食(ketogenic diet):营养学家提出的生酮饮食是一种高脂肪、低或极低糖类加上适量蛋白质配比的饮食方式。也就是说少吃饭,多吃菜,尤其多吃肉(避免牛肉、羊肉等红肉),而且是肥肉。因为脂肪会水解成脂肪酸,然后在肝脏中生成各种酮体来生成三磷酸腺苷,为身体提供能量来源,取代糖类转化葡萄糖生成三磷酸腺苷的模式。生酮饮食能有效降低葡萄糖的生成，促进前列腺癌细胞的凋亡速率。与正常细胞比较，肿瘤细胞更加依赖葡萄糖的供给，通过糖酵解过程获取三磷酸腺苷，是肿瘤细胞最显著的代谢特征。在正常饮食的条件下，正常细胞可以通过身体摄入的糖类转化成葡萄糖后生成三磷酸腺苷；而在生酮饮食模式中，相较于能量来源单一的癌细胞来说，普通细胞还可以走另外的途径，即通过摄入的脂肪生成三磷酸腺苷。所以生酮饮食能限制癌细胞的发展，促进其凋亡率。推荐前列腺癌患者在专业营养师调配下尝试一种生酮饮食模式。

五、前列腺疾病患者的心理状态

前 列 腺 炎

1. 前列腺炎患者有哪些烦恼？

前列腺炎尤其是慢性前列腺炎患者，经常会感到会阴部不舒服、性交时间短。前列腺炎本身对身体的影响很小，但是，由于患者感觉病症难以与人交流分享，而且反复出现，往往导致心情烦躁。若此时到网络上查询此疾病，出现不良的字眼，更让其烦恼加重。久而久之，慢性前列腺炎患者容易产生敏感、多疑、绝望的情绪，造成个性偏执，种种妄想；怀疑自己的性能力，失去治疗疾病的信心，认为身体无法康复，甚至对生活产生绝望。

其实，慢性前列腺炎好比是发生在前列腺的"感冒"，常常自愈，但有时久治不愈，慢性前列腺炎大部分症状在休息后都会自我好转。若不能好转，请泌尿外科医生诊治，一定能减轻症状。治疗慢性前列腺炎的第一目标，不将期望放在治愈上，而是先减轻症状，慢慢地让症状消失，然后预防症状再次发生。

2. 前列腺炎会影响性功能吗？

很多慢性前列腺炎患者会出现不同程度的性功能问题，如遗精、早泄、阳痿、性欲下降等。但它不是由慢性前列腺炎的病理改变直接引起，而是由疾病所引起的一系列症状扰乱性功能所造成的。性功能与心理状态关系很大，慢性前列腺炎长期的不适感常对患者的心理产生压力，使患者产生抑郁和焦虑。患者常会认为自己的性功能有问题，久而久之可使性欲减退，发生性功能障碍。

还有一部分患者由于性兴奋时，前列腺充血引起局部疼痛加重，可产生射精痛和早泄，进而影响性欲。前列腺炎也会造成性敏感性增强，直接导致早泄和遗精。

慢性前列腺炎对性功能有一定影响，但主要是精神因素造成的。因此，在慢性前列腺炎的治疗中，要做好患者的思想工作，让患者了解有关的医学知识，加强对疾病的认识，解除患者的思想顾虑，必要时可进行心理治疗。另外，频繁性交会造成盆腔的反复充血，加重前列腺炎症反应和局部症状。长期禁欲不但会因性欲得不到宣泄而对患者心理产生影响，而且因为感染的前列腺液不能及时被排泄，潴留在前列腺内，反而不利于炎症的治疗。总之，慢性前列腺炎患者应该适当安排性生活，不要长期禁欲，也不要频繁性交。

3. 前列腺炎会影响生育吗?

慢性前列腺炎是否会影响生育，目前还没有明确的结论，但慢性前列腺炎确实会对精液的质量产生影响。慢性前列腺炎常伴发慢性附睾炎和精囊炎，造成输精管内环境的改变及管道的阻塞。前列腺炎症时，腺体纤维化和腺管堵塞均可使前列腺液的分泌减少，造成精液量减少，影响精子活动。同时前列腺液中酶的活性下降、pH升高、精液黏度增加、液化时间延长。炎症反应还使体内抗精子抗体增加，使精子死亡，引起免疫性不育。已经证明多种致病微生物可使精液中精子的数量和活力下降，并且大量的细菌和细菌毒素可消耗精液中的营养成分，从而影响精子的存活。因此，慢性前列腺炎会对生育功能造成影响。

临床上只有少数人因为慢性前列腺炎而不育，而有些人即使前列腺炎症状严重，却仍然可以生育，说明慢性前列腺炎只在一定程度上影响生育能力。即使这样，从优生优育的角度考虑，建议患者在慢性前列腺炎没有治愈前最好不要生育。

4. 慢性前列腺炎是性病吗? 会传染给妻子吗?

有些患者以为前列腺炎是性病，会传染给妻子。因为害怕将疾病传染给妻子而对性生活顾虑重重，长期禁欲，最后引起阳痿。临床上，绝大多数患者的前列腺炎与性病是没有关系的。此外,由于女性阴道内有较强的抵抗非特异性细菌感染的能力,患者不用担心这种感染会传染给妻子。但是,由不洁性交引起的特异性细菌感染的前列腺炎与性病有直接的联系,比如淋菌性前列腺炎就常常继发于淋菌性尿道炎;由支原体或衣原体引起的前列腺炎,可能继发于非淋菌性尿道炎。这类前列腺炎的早期,前列腺液中含有大量病原体,会通过性交传给妻子,引起特异性的阴道炎症。还有一些前列腺炎是由滴虫或真菌引起的,则很可能是由女方传来的,因为女性阴道内常存在这些病原体。若怀疑妻子已被传染,是传染源时,应夫妻同时服药治疗,否则病原体会在夫妻之间相互传播,造成疾病反复发作。同时,在性交时使用安全套,可防止传染。

5. 慢性前列腺炎经常复发怎么办?

有些慢性前列腺炎患者经过几个月甚至几年的长期治疗仍没有治愈,症状反复发作,心理压力极大。慢性前列腺炎难以治愈的原因很多,主要有:①前列腺腺泡上皮的类脂质膜起屏障作用,阻止大多数抗生素从血浆向前列腺腺泡内弥散,影响了腺泡内抗生素的浓度,使其达不到杀灭细菌的目的。②前列腺位于盆腔深部,其导管及开口很细小,引流很差,只在射精时才会排出前列腺液。炎症时,含有病原体的前列腺液潴留在腺体内,是炎症不愈的原因之一。③前列腺内的前列腺结石可以成为细菌持续存在和尿路复发感染的病源,而使慢性细菌性前列腺炎久治不愈。

其他的因素:①大多数慢性前列腺炎为非细菌性前列腺炎,致病病原体比较复杂,且难以确定,影响治疗效果。②很多患者本身对疾病的认识不足,不够重视,不能严格遵照医嘱按时、连续用药,症状稍好转,就停止治疗,使感染反复发作。经过几次断断续续治疗,细菌容易产生耐药性,使疾病更加难以治愈。③心理负担过重也是慢性前列腺炎一直看不好的原因之一。有研究发现,患者的心理状况对慢性前列腺炎的预后有一定影响。④有些患者有意识地回避性生活,更加重了前列腺液的潴留,不利于疾病的治疗。⑤有不洁性交史的患者出于种种原因隐瞒病史,给治疗带来困难。⑥自我控制能力差,不能戒烟、戒酒,不能坚持连续用药。

总之,只要充分认识引起慢性前列腺炎复发的原因,患者与医生相互密切配合,努力克服复发因素,减少复发次数或者不复发,前列腺炎是可以治好的。

6. 慢性前列腺炎为何难以治愈?

首先,前列腺的特殊解剖结构是其炎症难以治愈的重要原因。前列腺被膜、腺组织和间质等结构可形成"血液-前列腺屏障",大多数药物难以透入前列腺包膜进入腺体,所以慢性前列腺炎的治疗较为困难,常有症状反复,疾病迁延不愈。此外,由于前列腺炎性产物长期瘀积,可形成前列腺结石阻塞腺管,造成炎症引流困难,易造成反复。从解剖上来说,由于前列腺管与尿道是呈直角或斜行进入尿道的,所以分泌物不易顺畅排出,但病原微生物或尿液容易逆行进入腺体内,导致前列腺受周围器官炎症影响,故慢性尿道炎、膀胱炎、附睾炎、睾丸炎及精囊炎常与慢性前列腺炎同时存在且互为因果,使得治疗效果不佳。其次,慢性前列腺炎病因较为复杂,不良生活方式如酗酒、嗜辛辣饮食,长时间骑自行车、长期坐位工作,性生活过度、手淫过度、不洁性交等都可能导致前列腺炎症复发和加重。慢性前列腺炎造成的不良心理因素,如抑郁、焦虑、紧张、神经衰弱躯体化等也会对治疗产生较大的影响。对于慢性前列腺炎,虽然治疗不是很快显效,也应该进行治疗,治疗后可以缓解患者的症状,提高患者的生活质量。

7. 治疗慢性前列腺炎抗生素能不能停?

慢性前列腺炎,特别是慢性细菌性前列腺炎以逆行感染为主,病原体主要为葡萄球菌属和大肠埃希菌,常有反复的尿路感染发作病史或前列腺按摩液中持续有致病菌存在。选择合适的抗生素如罗红霉素、多西环素、克拉霉素等,这类药物穿透力比较强,容易穿透前列腺的包膜。抗生素不能一直使用,但是也不能断断续续,研究显示抗生素的应用时长在6～8周。

温水坐浴可以减轻患者症状。要戒烟、忌酒,多喝水,吃清淡饮食。不要久坐,少吃辛辣刺激食物。纠正不良生活习惯,放松心态,这些都有助于前列腺炎的治疗。

8. 前列腺炎的疼痛可以有多严重？

前列腺痛是一组可能与前列腺有关的症状。它的临床表现与前列腺炎非常相似，有时很难将其鉴别，因此也归入慢性前列腺炎综合征。前列腺痛主要发生于 20～40 岁的男性。主要症状是与排尿无关的会阴、阴茎、耻骨上、阴囊或尿道等部位的疼痛，有些患者有间歇性尿急、尿频、夜尿增多及排尿困难。但和其他前列腺炎不同的是，前列腺痛患者没有尿路感染的病史，前列腺触诊也无异常发现，前列腺液细菌培养阴性，前列腺液常规检查也正常，无大量炎症细胞。

前列腺痛的病因很多。以前多认为是逼尿肌-括约肌功能失调或盆底肌肉的紧张性疼痛，并认为是缘于局部炎症疼痛及会阴部肌肉疲劳而致的盆底肌肉习惯性收缩及痉挛。但近年来通过对该类疾病进行尿动力学检查发现，最大尿流率和平均尿流率均降低，最大尿道闭合压增高，膜部尿道狭窄。因此，认为尿道外括约肌的自主性收缩是前列腺痛发生的原因，这种自主收缩源于盆腔交感神经功能失调，可导致尿道外括约肌痉挛、尿道狭窄。上述原因所致的尿流受阻均可使尿液反流入前列腺内，形成炎症、结石等病变，进而产生一系列症状。

前列腺痛不是感染性疾病，因此抗生素治疗一般无效。对有排尿困难的患者可使用 α-肾上腺素能受体阻滞剂治疗，以松弛紧张的前列腺颈部、改善排尿功能的紊乱、消除前列腺和射精管系统内的尿液反流，达到改善症状的目的。对前列腺痛可用安定等镇静剂、非甾体抗炎药减轻症状。

前列腺增生

9. 前列腺增生患者有哪些困惑？

前列腺增生多发生于 50 岁以后的男性，出现尿频，尿急、夜尿次数增加，排尿困难等症状。久而久之，患者出门就找厕所，甚至不敢出门，不愿旅游，与社会脱节的现象频频出现。患者排尿症状进行性加重，常感觉自己老了，对身体健康失望，减少或拒绝社交。有的患者长期服药，效果不明显，担心和害怕手术。最近三十年由于现代科技进步和发展,治疗前列腺增生的手段越来越多,药物治疗疗效越来越好,前列腺微创治疗迅速发展,只要患者愿意与医生共同探讨病情,一定能找到合适的治疗方案,缓解症状或治愈疾病,提升生活质量。关键在于患者一定要敞开自己的思想,得到家人或友人的支持,积极与医生交流和沟通,配合医生对病情进行评估,总有某种治疗方法适合患者病情,能帮助患者解决困惑。

10. 前列腺增生会影响寿命吗?

许多中老年男性拿到体检报告,对"前列腺轻度肥大"或者"增生"结果,既紧张,又焦虑,急迫地想得到专业人士的解答。前列腺增生是良性疾病,疾病本身不会影响寿命,只有少数情况下前列腺增生导致严重的并发症如肾功能损害等才可能影响寿命,临床上很少见到直接死于前列腺增生的病例。紧张、焦虑的主要原因是对前列腺疾病还缺乏全面了解,往往将前列腺增生误认为是患了前列腺癌,而前列腺癌是严重威胁老年男性生命健康的疾病。但是,也不能片面地认为,前列腺增生是良性疾病,可以不管不问,任其发展。如果患者起夜次数增加,因年老体弱行动不便,摔跤发生骨折或者脑外伤;如果尿潴留导致严重肾积水、慢性肾功能不全,甚至尿毒症,这些情况下也可威胁老年男性的寿命。

11. 前列腺增生的合并症有哪些?

前列腺增生如果不及时治疗,会引起许多合并症。主要有:膀胱感染、膀胱结石、膀胱憩室、尿失禁、急性或慢性尿潴留、输尿管和肾积水、慢性肾功能不全,以及腹股沟斜疝、直疝、痔疮及脱肛等。这些合并症会给患者带来不同程度的严重后果。

膀胱感染(图12)由排尿困难,膀胱内有一定量的残余尿而引起。这些残余尿就为细菌生长繁殖创造了良好的条件,特别是糖尿病患者。在机体抵抗力降低时,容易引起膀胱感染,从而出现尿

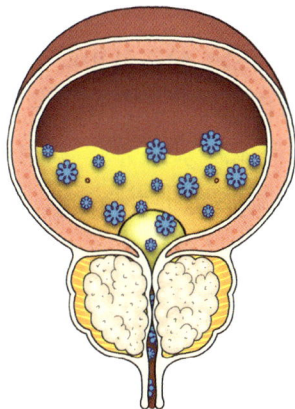

图 12　前列腺增生并发症——膀胱感染

频、尿急、尿痛、血尿、脓尿等症状。

膀胱结石(图13)的发生与尿液潴留有关。尿液中的小晶体及其他小颗粒都会在膀胱内积聚。由于这些颗粒不能随尿液及时排出体外,就逐渐聚集增大,进而形成结石。膀胱结石一般都呈圆形或椭圆形,其成分大多为尿酸或尿酸钠,合并膀胱感染时还含有磷酸镁铵。排尿时,结石对尿道内口造成不同程度的损伤,会出现血尿。膀胱结石会引起排尿中断的症状。但如果前列腺突入膀胱,结石处于相对低的位置,没有堵塞尿道内口时,就不会出现排尿中断的现象。

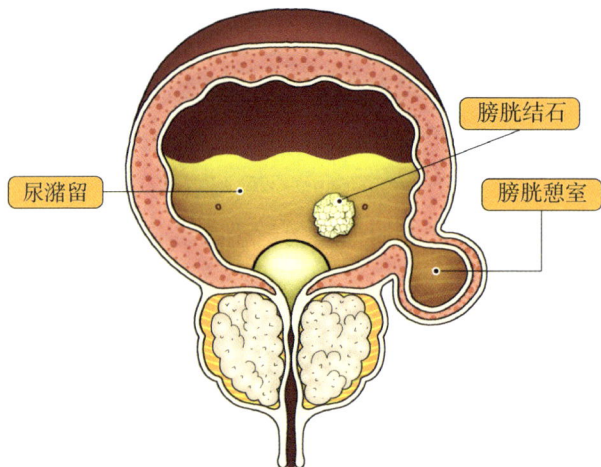

图13 前列腺增生并发症——尿潴留、膀胱结石、膀胱憩室

膀胱憩室是指前列腺增生引起长期的排尿困难,使逼尿肌肥厚,膀胱壁上可出现许多小梁、小室;如果梗阻长期得不到解除,膀胱内压力持续增高,小室就会增大并向外凸起,形成憩室。憩室的壁很薄,没有逼尿肌,憩室内尿液往往不能排尽,而成为细菌、结石生长的良好场所。

尿失禁主要是充盈性尿失禁。由于排尿困难使得膀胱内尿液积聚太多,膀胱内压力逐渐增高,一旦膀胱内压力超过尿道的阻力时,尿液就会不由自主地从尿道口流出。这种情况不同于压力性尿失禁和急迫性尿失禁。

腹股沟斜疝(图14)、直疝、痔疮及脱肛的发生都与排尿时腹腔内压力增高有关。因此,对老年男性的腹股沟斜疝、直疝、痔疮及脱肛患者,手术治疗前必须弄清楚是否患前列腺增生症,若患前列腺增生症,则应先治疗前列腺增生症,避免手术失败。

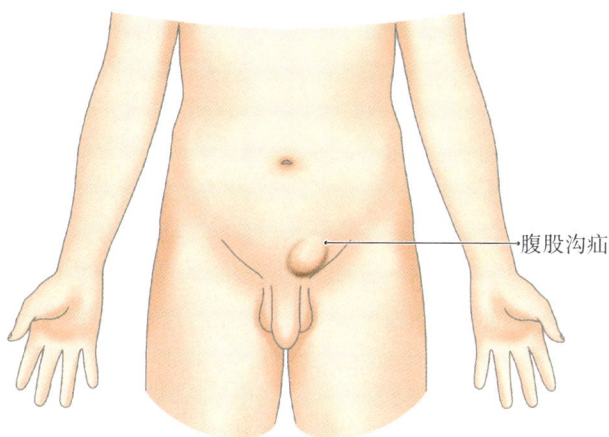

图 14　前列腺增生并发症——腹股沟疝

慢性肾功能不全是前列腺增生症最为严重的合并症。由于前列腺增生所造成的膀胱内高压会使输尿管、肾脏扩张积水（图 15），最终使肾功能受到损

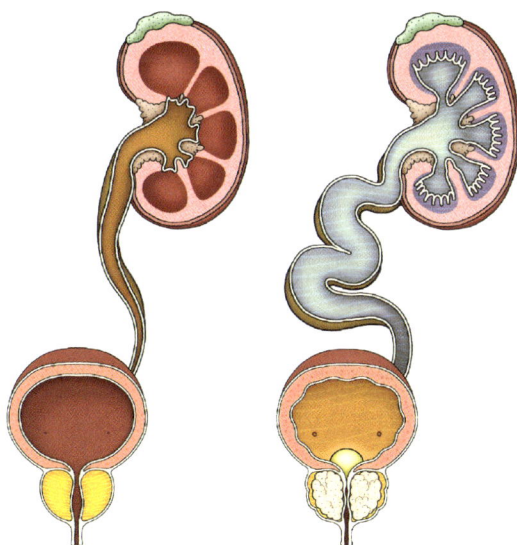

图 15　前列腺增生并发症——肾积水

害。此时，患者如仍得不到及时治疗，就会进展为尿毒症，危及生命。但是，若及时找出发生肾功能不全的原因，比如因前列腺增生的尿潴留所致，可予以导尿引流尿液一段时间，肾、输尿管积水消退，观察肾功能恢复，达到肾功能基本康复，下一步可以考虑前列腺增生症的手术治疗。

12. 前列腺增生手术有什么风险吗？

前列腺增生手术有微创和开放两种，最常用的微创手术有经尿道前列腺电切、经尿道前列腺汽化（transurethral vaplrization of the prostate，TUVP）、经尿道钬激光前列腺剜除术（holmium laser enucleation of the prostate，HoLEP）及等离子前列腺剜除等。任何手术都会有风险，包括麻醉风险和手术风险。对于手术，如果患者存在严重的心肺功能障碍，那么在麻醉时就可能发生麻醉意外。手术的并发症有术后继发性出血、尿道狭窄和尿失禁等。随着手术技术和器械的日益完善，微创手术风险已经降到非常低的程度，因此也不用过度焦虑、担心和害怕。如果术后前列腺窝反复感染，术后 1 个月内，有继发性出血的可能。如果手术中电切镜反复进出，容易损伤尿道黏膜，有尿道狭窄的可能；如果患者尿道较为宽松，一般也很少出现尿道狭窄的风险。如果术前膀胱逼尿肌和尿道括约肌功能比较差，术中尿道括约肌又受到一定程度的损伤，可能出现尿失禁。另外，如前列腺电切不完全，有复发的可能。而逆行射精是前列腺增生手术后常见的并发症。

13. 前列腺增生手术后出血怎么办？

前列腺摘除、切除或者剜除术后，前列腺窝的伤口一般需要 3～4 周才能基本康复。在此之前，由于前列腺窝内还有炎症，创面尚未完全愈合，患者会出现尿频、尿痛或血尿等症状。有些患者前列腺术后 1～2 周有尿频，排尿时仍有疼痛、血尿，大多是排尿结束时有红色的尿液滴出，因此精神相当紧张。其实，只要多饮水，保证 24 小时尿量有 1 000～2 000 毫升，同时服用抗生素，用尿液冲净前列腺窝内的残余血块，即可减轻炎症，促进前列腺窝的愈合。如经过一段时间，尿频或血尿还未减轻，甚至加重，应及时咨询医生，积极治疗。

14. 前列腺增生手术后还能性生活吗？

前列腺增生常见的手术方式如经尿道前列腺电切、经尿道钬激光前列腺剜除术通常并不影响患者性功能，因此前列腺增生术后患者是可以进行性生活的。由于前列腺增生术后创面的修复需要一定时间，手术 1 个月后可尝试进行性生活，还有部分专家建议术后 3 个月可以进行性生活。过早的性生活可能引起盆腔区域过度充血，以及前列腺术后创面出血引起血尿。

15. 前列腺增生手术后是否会尿失禁，还能康复吗？

随着前列腺增生手术术式和技术的不断发展与成熟，尿失禁的发生率降低，但仍有部分患者在手术后会出现尿失禁的情况，使生活质量受到影响。治疗原则首选保守治疗，特别是盆底肌训练，建议治疗 6～12 个月后效果不佳，再考虑外科手术治疗。

对于术后急迫性或压力性尿失禁患者来说，盆底肌肉功能锻炼对于控制尿液储存、排出有很大帮助。在医生指导下，患者于术前或术后进行盆底肌收缩的自我锻炼。有研究表明，术前开展盆底肌锻炼的患者与术后进行锻炼的患者相比，尿失禁发生率有显著降低。在必要的情况下，患者也可以考虑电刺激或药物治疗。骶神经电刺激或胫神经电刺激可提高自主控尿功能，减轻尿失禁严重程度。

对于术后急迫性尿失禁，可选择 M 受体阻断剂和 β_3 受体激动剂进行治疗，部分合并尿路感染者还需口服抗生素进行抗感染治疗。度洛西汀对于前列腺术后的压力性尿失禁也有一定疗效。需要注意的是，压力性尿失禁患者如果在上述治疗 6～12 个月后症状仍无缓解，建议尽早就医，再次进行评估。必要情况下可接受手术治疗，根据病情严重程度，可选择的手术方式包括男性吊带术、人工尿道括约肌置入术等。

16. 前列腺增生手术后是否需要一直挂集尿袋？

前列腺增生术后几天需要留置导尿管，用集尿袋收集引流的尿液。通常术后还需进行持续膀胱冲洗,避免创面出血形成血块,防止血块引起的导尿管堵塞。待术后血尿控制住方可停止膀胱持续冲洗。根据手术方式和个人的具体情况,术后一般 2~7 天可去除导尿管和集尿袋。留置导尿管期间患者可能会感到尿道疼痛或有刺痛感,这些症状通常在导尿管去除后几天内消失。

前 列 腺 癌

17. 前列腺穿刺活检会使肿瘤扩散转移吗?

前列腺穿刺活检是临床上为了明确前列腺的病变性质、程度而采用的一种检查方法,它被认为是诊断前列腺癌的"金标准"。根据穿刺得到的标本进行病理检查,可以明确病变的性质、肿瘤的分级,再结合相关影像学检查获得肿瘤分期,进一步指导临床治疗。

一些患者担心前列腺穿刺后会引起癌细胞扩散。其实,国外学者已经早有研究,他们用目前为止最为精密的检测方法对 400 多例行前列腺穿刺后的患者进行了血液检查,发现没有一例患者因为穿刺导致肿瘤细胞进入血液。这就说明前列腺穿刺引起的肿瘤扩散、转移的概率几乎为零,而且迄今为止也没有发现任何由于穿刺引起肿瘤转移的案例报道。现在使用细针穿刺,在直肠超声引导下经直肠或者经会阴前列腺穿刺活检,可做到穿刺部位正确且创伤最小。

最常见的并发症出血和感染,其发生率已经低于 1%。多数患者的出血量在 5~10 毫升,同体检抽血检查差不多,大部分出血会在很短的时间内自行停止。感染的发生率更小,特别是经会阴前列腺穿刺活检更加具有优势。患者按照医生的要求在术前预防性服用抗感染药,穿刺后的感染基本可以避免。前列腺穿刺活检这项技术在临床上已经应用了几十年,长期的临床实践表明,它是一项非常安全的临床检查。

18. 患前列腺癌还能生存多久?

与其他肿瘤相比,前列腺癌属于"惰性"肿瘤,它的生存期相对要长,特别是早期肿瘤，如果采取及时、正确的治疗，大部分都可治愈。

多数早期的前列腺癌可以通过手术的方法治愈。如果确诊时肿瘤局限在前列腺内部，没有突破前列腺包膜，也没有远处转移，那么手术后 10～15 年的存活率可超过 90％。同样，放疗对早期前列腺癌也能取得满意的效果，5 年和 10 年的存活率分别高达 80％和 65％。正因如此，对预期寿命不到 10 年的早期前列腺癌患者应用放疗，在取得显著治疗效果的同时还可以免除手术的痛苦。然而，早期前列腺癌若不给予治疗的话，预后非常差。国外资料显示，10 年内患者病死率可高达 70％。晚期前列腺癌未经治疗 5 年存活率约为 15％。

前列腺癌的发生、发展过程都依赖雄激素，根据这一特点，医生应用激素治疗的方法（内分泌治疗）在很大程度上可以改善晚期前列腺癌患者的预后。据统计，晚期前列腺癌应用激素治疗后，5 年存活率为 60％左右。所以，只有早期诊断、及时正确地治疗才能不失时机从前列腺癌病魔手中夺回患者的生命。

19. 前列腺癌骨转移出现疼痛怎么办？

前列腺癌出现骨转移为前列腺癌的晚期表现，它的治疗需要通过多学科协作进行综合性的治疗，其中内分泌治疗仍是雄激素依赖性前列腺癌骨转移患者的主要治疗手段。当骨转移出现严重骨痛、内分泌治疗无效时，一般是病程进入了去势抵抗性前列腺癌阶段。针对这个阶段的患者，可以采取以下综合治疗的手段。

（1）化疗：是去势抵抗性前列腺癌的主要治疗手段之一。可延长患者的生存时间，控制疼痛，提高生活质量。常用化疗药物有多西紫杉醇、米托蒽醌、雌二醇氮芥及卡巴他赛等。

（2）分子靶向治疗和免疫治疗：是肿瘤生物治疗的最新发展方向，代表药物有地诺单抗（denosumab）等。Provenge（sipuleucel－T）是首个被美国食品药品监督管理局批准用于晚期前列腺癌治疗的疫苗。

（3）双磷酸盐类药物治疗：是多种骨转移癌的一线治疗用药，能有效治疗骨破坏，缓解骨疼痛，预防和推迟骨相关事件的发生。在确诊为前列腺癌骨转移癌后即可开始使用，适合与化疗、放疗、手术及内分泌等其他抗癌治疗联合使用，也可与止痛药物联合使用。双膦酸盐类药物治疗可能导致低钙血症和低磷血症,服用时需同时补充钙剂和维生素 D 并监测指标。

(4)放疗:可缓解骨转移引起的疼痛,减少病理性骨折的发生及减轻肿瘤对脊髓的压迫。

(5)外科治疗:包括获得骨转移病灶的病理诊断、缓解疼痛、防止或固定骨折等。

(6)疼痛治疗:遵循世界卫生组织的癌症疼痛治疗基本原则,必须根据疼痛程度选择三阶梯止痛治疗,而不是简单地使用大剂量麻醉药品。

20. 前列腺癌骨转移还有手术治疗可能吗?

最近几年前列腺癌根治术的适应证发生了很大的变化,以前只对局限性前列腺癌(T_1 和 T_2)做根治术,而现在对局部进展期前列腺癌(T_3 和 T_4)也可以做根治术,因为根治术能让这些患者有生存获益。对接受根治术的盆腔淋巴结转移患者随访发现,尽管有淋巴结转移,但接受根治术后的患者远期生存情况好于放弃根治术的患者。

另外,近年来有报道一些针对骨寡转移前列腺癌手术的治疗经验总结,手术延长了生存期,改善了局部症状。手术是这类患者综合治疗的重要组成部分,术后仍然需要进行辅助治疗。骨寡转移前列腺癌手术适应证目前没有统一的标准,但一般认为患者需符合以下几个条件:①转移负荷少(骨转移≤5 个,碱性磷酸酶正常,无骨痛,无实质脏器转移);②内分泌治疗敏感(前期内分泌治疗后前列腺特异性抗原<4 纳克/毫升);③前列腺体积大,有尿路梗阻症状;④体能状态好,无明显并发症,无直肠侵犯。

下篇

前列腺疾病的诊断、治疗和康复

一、前列腺疾病的临床症状

前 列 腺 炎

1. 急性前列腺炎有哪些症状？

急性前列腺炎的临床症状主要有突然发作的发热、寒战，会阴部及后背部的疼痛，有的患者出现类似肾绞痛的症状，还可伴有尿频、尿急、排尿疼痛、夜尿增多，出现排尿困难，甚至急性尿潴留。发热引起的全身症状如关节、肌肉酸痛等。直肠指检可发现前列腺明显肿大，有触痛，局部温度也升高。有时前列腺炎通过输精管扩散到附睾还可以引起急性精囊炎、输精管炎和附睾炎。患者有时会出现性功能障碍。

2. "尿道滴白"是怎么回事？

经常有患者向医生诉说自己早晨起来时，有时会发现尿道口有白色分泌物或内裤上有污秽物。也有些患者发现自己在排尿或排便终末时，尿道口滴出几滴较浑浊的白色"尿液"，即所谓的"尿道滴白"，这是慢性前列腺炎的常见症状。其原因是发生炎症时，前列腺分泌的前列腺液比正常多。当精囊内潴留的前列腺液太多时，就会有一些前列腺液经射精管溢出而流入尿道。因此，发现"尿道滴白"现象，应及时到医院检查是否有前列腺炎。需要指出的是，出现"尿道滴白"并不一定是得了慢性前列腺炎。正常人在长期禁欲后，若前列腺液积聚过多未及时排出，排尿或排便时前列腺平滑肌被动收缩或前列腺受到挤压，也会造成前列腺液的溢出，出现"尿道滴白"。

3. 慢性前列腺炎有哪些症状?

慢性前列腺炎的症状比较复杂,临床表现常各不相同。主要有排尿不适或灼热感,尿频,尿急,尿痛,晨起或排尿终末时尿道口有白色分泌物,会阴部、肛周、耻骨上、腹股沟、下腹部、腰骶部、阴囊、睾丸及尿道内有不适感或隐痛。全身症状有疲倦、乏力、腰酸背痛,可有焦虑、多梦等神经症。有些患者出现射精后疼痛、血精、阳痿、早泄、性欲减退等性功能障碍。

4. 前列腺痛的症状有何特征?

前列腺痛又称为慢性骨盆疼痛综合征,主要表现为长期、反复的会阴部或骨盆区疼痛、不舒服感,症状一般超过 3 个月,可伴有不同程度的排尿症状和性功能障碍,无明显炎症体征,前列腺液检查也可正常。

5. 精囊炎和慢性前列腺炎有何区别?

从解剖生理方面看,前列腺与精囊都是男性生殖系统的附属性腺,两者之间的关系非常密切。它们都开口于后尿道,有着共同的感染途径,细菌可以逆行或直接蔓延而引起前列腺炎和/或精囊炎。因此,前列腺炎与精囊炎可以同时或先后发生。前列腺炎的炎性分泌物可以逆流进入精囊而导致精囊炎;精囊炎的分泌物也可进入前列腺。据统计,慢性前列腺炎患者中有 80% 合并精囊炎。由于前列腺炎和精囊炎的感染途径和临床表现大致相同,它们的治疗也大致相同。

前列腺增生

6. 前列腺增生有哪些症状?

前列腺增生多在 50 岁以后出现症状,60 岁左右症状更加明显,其严重程度取决于增生所引起的尿路梗阻程度、病变进展速度及是否有并发症等,症状时轻时重。前列腺增生的典型症状分储尿期症状、排尿期症状和其他症状。

(1) 储尿期症状:包括尿频、尿急、夜尿增多及急迫性尿失禁等。尿频是前列腺增生最早出现的症状,夜间更为明显,表现为夜间排尿次数增加,但每次尿量不多。随着病情发展,梗阻加重,膀胱逼尿肌功能减退,残余尿增多,膀胱的有效容量减少,排尿间隔时间更短。若伴有膀胱结石、感染,则尿频更加明显,且伴有尿痛、尿急、排尿中断。

(2) 排尿期症状:包括排尿等待、尿线分叉、排尿困难及排尿滴沥等(图16)。

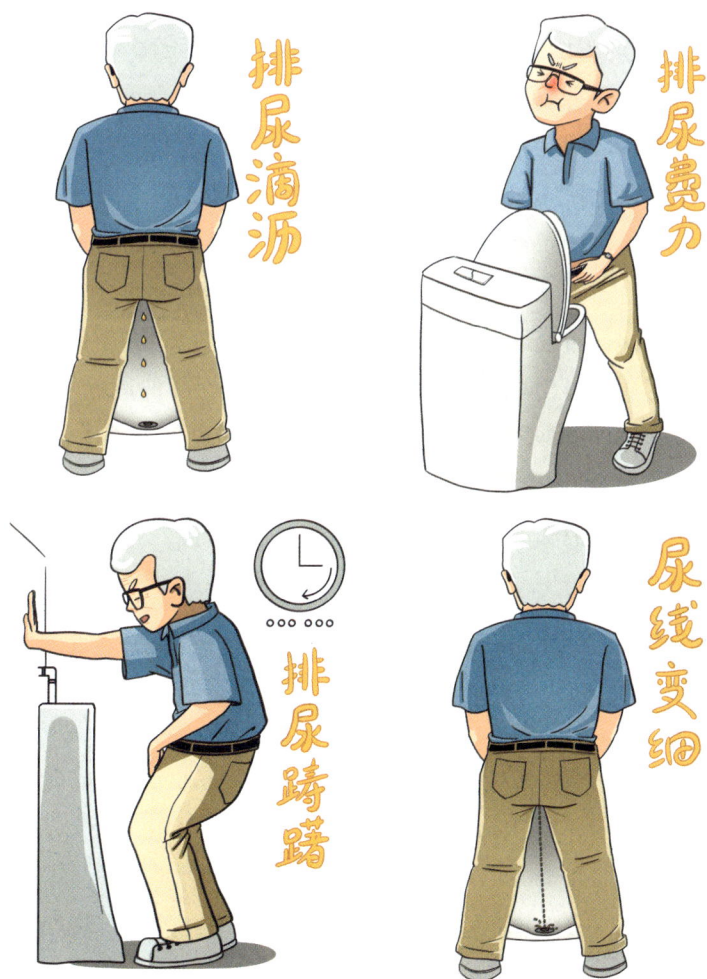

图 16 前列腺增生排尿期症状

进行性排尿困难是前列腺增生最重要的症状。随着下尿路梗阻程度加重,排尿困难由轻到重,甚至会出现尿潴留。由于尿道阻力增加,患者排尿时间延长、射程缩短、尿线细而无力。当阻力继续增加,患者会增加腹压以帮助排尿,常有尿不尽感。

(3) 其他症状:有血尿、尿路感染、膀胱结石、肾积水、肾功能不全等,以及由于长期排尿困难导致的腹压增高,可引起腹股沟疝、痔、脱肛等(图 12～15)。

7. 前列腺大小和排尿症状有何关系?

有人认为前列腺增生的大小与排尿困难的程度成正比关系,前列腺增生越厉害,体积越大,排尿困难就越严重,其实这种认识不完全正确。因为两者虽然关系密切,但彼此之间并不成正比关系,其原因如下。

(1) 前列腺不同部位的增生(图 17)对尿路梗阻影响不同。正常的前列腺共分 5 叶,即前、后、中及两侧叶。前列腺增生时,有的 5 个叶都增大,有的仅 1 叶或 2 叶发生增生,最常见为中叶和两侧叶增生,前叶很少有明显的增生。当前列腺中叶增生时,可使膀胱颈部抬高,尿道内口移位成角,增生的前列腺向膀胱内凸出,病变初期可出现严重的排尿困难。当前列腺两侧叶增生时,使后尿道受压而延长,早期排尿困难的症状并不明显,如尿道丧失了代偿性膨胀能力,则出现各种各样的排尿困难症状。可见,前列腺增生部分所处的位置影响下尿路梗阻,与排尿症状有关。

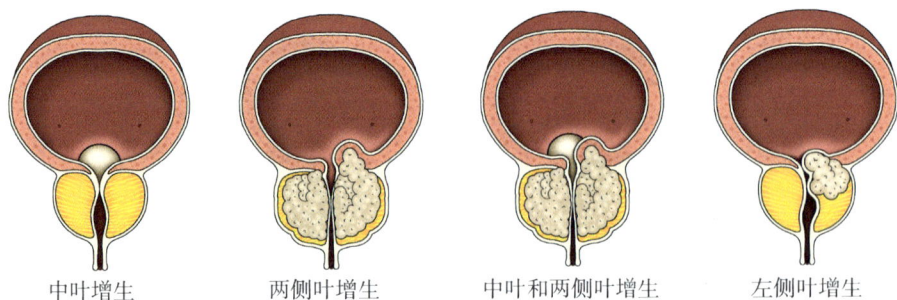

中叶增生　　两侧叶增生　　中叶和两侧叶增生　　左侧叶增生

图 17　前列腺不同部位的增生

(2) 膀胱的代偿能力亦是不可忽视的因素。若膀胱功能良好,具有一定的代偿能力,即使增生的前列腺压迫膀胱颈部和后尿道,亦能增加通尿能力,患者没有排尿困难的表现。若膀胱的代偿能力很差,即使是轻度的前列腺增生,也会出现明显的排尿困难。

8. 前列腺增生为什么会影响排尿?

前列腺是男性特有的器官,尿道穿行于前列腺当中,如果有前列腺增生,早期可以没有任何症状,但是随着腺体的增生,压迫前列腺部尿道,会产生排尿不适症状。可以出现尿频、尿急、尿不尽、尿滴沥、排尿等待、尿线变细,渐进性排尿困难,甚至出现急性尿潴留、继发泌尿系统感染等。感染后的并发症包括膀胱结石及膀胱逼尿肌受损。因此,前列腺增生会影响排尿,但是对排尿的影响是一个缓慢、渐进的过程。在前列腺增生的早期,若有症状时,患者应该进行检查和评估,选择合适的药物缓解前列腺增生产生的症状;如果药物治疗效果不理想,还要评估是否需要进行手术解除梗阻。

9. 夜尿增多及其原因是什么?

很多老年人经常夜里起来排尿,且次数增加,严重影响睡眠质量。夜尿增多(图 18),通常定义为夜间(午夜 12 时至次早 8 时)产生的尿液量超过 24 小时总尿液量的 1/3。正常成人白天排尿 4～6 次,夜间排尿 0～2 次,如果超过这个次数,特别是入睡后半夜仍需起床排尿者,就是夜尿多的表现。随着年龄增长,白天尿量与夜尿量的比值逐渐减少,60 岁时比值为 1∶1。对夜尿增多的评估,建议采用排尿日记的方法。连续记录 3 天,每天 24 小时的每次排尿量的时刻和尿量,可以明确是否存在夜尿增多。严格地讲,夜间排尿次数增多和夜尿增多并非完全一致,夜间排尿次数增多可由夜尿增多引起,但并非都是夜间尿量增多所致。夜尿次数增多的原因,一部分为泌尿系统疾病导致,如前列腺增生、膀胱过度活动症、膀胱内残余尿增多导致的有效膀胱容量降低等;一部分为非泌尿系统疾病导致,如尿崩症、糖尿病、特发性夜间多尿等。

夜尿增多的主要原因:①失眠或精神因素导致夜尿增多,多以夜尿次数增多为主,尿量一般不多。②肾脏疾病,慢性肾小球肾炎、慢性肾盂肾炎、高血压

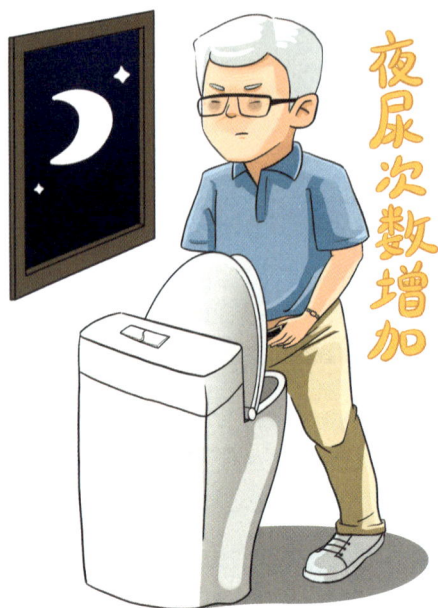

图 18　夜尿增加

肾动脉硬化及慢性肾功能不全等。肾脏疾病可使肾功能减退,肾脏不能在白天将体内代谢产物完全排出,需在夜间继续排泄,以致夜尿增多。③排水性夜尿增多,由于体内水潴留,特别是心功能不全时,晚上平卧后回心血量增多,使肾血流量随之增加,尿量也会增加。另外,白天大量饮水、使用利尿剂或临睡前饮水过多等引起的尿量和夜尿增多是正常现象,不必在意。

10. 前列腺增生怎么会出现血尿?

血尿是前列腺增生症的一个较常见的症状。由于前列腺腺体增大后,前列腺表面的黏膜内毛细血管出现充血、扩张、扭曲,当受到膀胱收缩或增大的前列腺牵拉时,这些毛细血管就会破裂引起血尿。主要见于:①由前列腺腺体牵拉、排尿、压迫等引起的自发性出血,常在无明显诱因情况下突然发生。②由器械损伤引起,如膀胱镜检查、导尿、尿道扩张后发生。③急性尿潴留患者在快速导尿后,膀胱内压力迅速下降致小血管破裂出血。

前列腺增生症引起的血尿多为排尿终末血尿,较严重时可以呈全程无痛性肉眼血尿，甚至在膀胱内形成大量血块。血块不能排出时可造成急性尿潴留。出血量较小时，可给予止血药物治疗。如大量出血且血块充满膀胱时，需经膀胱镜将血块冲洗出来，并留置导尿管，持续冲洗膀胱，同时给予止血和抗休克治疗。出血不能控制而又条件允许时，可以急诊行前列腺手术。

11. 为什么前列腺增生会尿线分叉、终末尿滴沥、间歇排尿？

排尿困难包括排尿踌躇、尿线变细、尿线分叉、终末尿滴沥、间歇排尿，以及急性或慢性尿潴留等。尿线分叉（图 19）的出现是由于增生的前列腺压迫尿道，患者必须用力才能把尿液排出体外，尿液通过受压的前列腺部尿道时，尿流的速度加快并产生涡流，尿液冲出尿道外口时就会出现尿线分叉的现象。

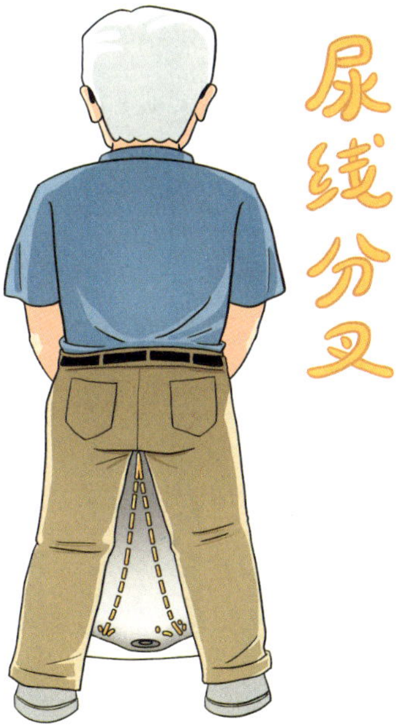

图 19　尿线分叉

终末尿滴沥是在排尿困难达到一定程度时才会出现的一种现象（图 16）。由于前列腺增生压迫前列腺部尿道，使患者排尿无力，排出的尿液不能呈抛物线状。特别是排尿终末时，有一部分尿液积聚在尿道内，不能一次排尽而只能依靠重力流出尿道,而表现为终末尿滴沥。

间歇排尿也是排尿困难的一种现象。患者在有尿意后,即使用力排尿,也不能将尿液一次排尽,又害怕刚离开厕所又要小便。于是,再屏气、用力,试图把膀胱内的尿液排尽。这样反复多次,直到自己认为尿液排尽为止。这种情况在年老体弱的患者中更为明显。

前 列 腺 癌

12. 前列腺癌有哪些症状?

前列腺癌早期指局限性前列腺癌。由于前列腺癌进展较为缓慢,肿瘤常常多灶而体积较小,没有突破前列腺包膜,癌局限在腺体内,临床上可没有任何不适症状。如果肿瘤进展,肿瘤会增大压迫尿道,造成尿频、尿流变慢、尿线变细、尿痛、尿潴留、血尿等症状。肿瘤突破前列腺包膜,癌扩散至周围组织及器官如盆腔淋巴结、精囊腺、膀胱、直肠,或者远处骨骼等,这时前列腺癌为局部进展期或晚期,患者可以出现转移器官的症状,有大便刺激症状、血精,还有部分患者因腰部、骶部、臀部、髋部等疼痛就诊,这时才发现前列腺癌。这种疼痛通常是前列腺癌的晚期症状,是由于肿瘤的远处转移所产生的。除此之外,远处转移还有诸如锁骨上淋巴结或皮肤上肿块、腹部肿块、咳嗽、咯血、胸痛等表现。

因此,前列腺癌早期与良性前列腺增生的症状难以鉴别,在对前列腺增生进行诊断时,应考虑前列腺癌的早期筛查。而前列腺癌晚期常常表现为转移器官的症状,需要临床医生探究和鉴别。

13. 晚期前列腺癌的常见症状是什么?

前列腺癌进展到晚期,肿瘤会增大压迫尿道,造成尿频、尿流变慢、尿线变细、尿痛、尿潴留、血尿等症状。肿瘤突破前列腺包膜,癌扩散至周围组织及器官如盆腔淋巴结、精囊腺、膀胱、直肠,或者远处骨骼等,这时前列腺癌为局部进展期或晚期,患者出现转移器官的症状,有大便刺激症状、腰骶部疼痛,甚至有部分患者因下肢行走困难就诊,这时才发现前列腺癌骨转移。除此之外,远处转移还有诸如锁骨上淋巴结或皮肤上肿块、腹部肿块、咳嗽、咯血、胸痛等表现。

二、前列腺疾病需要做的检查

前列腺炎

1. 急性前列腺炎做 MRI 有何价值？

MRI 检查在前列腺疾病的诊断中有十分重要的作用。MRI 对前列腺内部结构的显示是迄今为止最准确、最直观和最全面的。它明显优于 CT 和经直肠超声检查。尤其是 MRI 三维成像可以对同一器官的不同层面进行扫描。自旋回波(SE)序列轴位像主要显示前列腺和精囊的大体轮廓，评估盆腔淋巴结和邻近骨骼病变。T_2 轴位像适于识别前列腺包膜和周围静脉丛及前列腺的内部结构。T_2 矢状像可以重点观察前列腺与直肠和膀胱的关系及尿道与前列腺诸区的关系。T_2 冠状像则有利于进一步描述疾病对盆底肌、精囊及上尿路的影响。急性前列腺炎 MRI 表现为前列腺弥漫性增大，T_2 加权上高信号区内可见到更长 T_2 信号灶，一些病灶常伴有钙化。如发展为前列腺脓肿，则表现为 T_1 等信号或低信号，T_2 脓肿区高信号，增强后脓肿壁强化。所以，MRI 有助于诊断前列腺脓肿，并有助于排除其他泌尿系统器质性病变。

2. 前列腺按摩液如何检查？ 如何判读检查结果？

慢性前列腺炎一般行前列腺按摩液常规涂片检查，通过直肠指检按摩前列腺获得前列腺按摩液并镜检。正常的前列腺按摩液：白细胞<10 个/高倍镜视野，卵磷脂小体均匀分布于整个视野，pH 6.3～6.5，红细胞或上皮细胞不存在或偶见。当白细胞>10 个/高倍镜视野，卵磷脂小体数量减少有诊断意义。胞质内含有吞噬的卵磷脂小体或细胞碎片等成分的巨噬细胞，也是前列腺炎的特有表现。急性前列腺炎时，不宜进行前列腺按摩，不做前列腺按摩液检查。

3. 为什么急性前列腺炎时不能做前列腺按摩？该做什么检查？

急性前列腺炎时，由于前列腺组织充血、水肿明显，这时进行前列腺按摩容易引起组织损伤，炎症扩散，并可使细菌进入血液导致败血症。其次，此时按摩前列腺会引起剧烈的疼痛，给患者带来痛苦，故在急性炎症期间，禁忌前列腺按摩。临床上仅直肠指检，发现前列腺肿胀、局部温度升高，表面光滑，形成脓肿时有饱满或波动感。患者往往发病突然，有尿频、尿急、尿痛，有排尿梗阻症状如排尿踌躇、尿线间断，甚至急性尿潴留，有会阴部及耻骨上疼痛伴外生殖器不适或疼痛，并有全身症状如寒战、高热、恶心、呕吐等。通过典型的临床表现和血常规、尿常规及血清前列腺特异性抗原检测常可诊断。血液检查和尿液细菌培养阳性有助于诊断。

前列腺增生

4. 前列腺增生做超声（B超）检查时要注意什么？

超声有两种不同的方法可以选择，是经腹部超声检查和经直肠超声检查。

经腹部超声检查操作简单，因其检查时对患者没有创伤而易被接受。这种检查可清晰地显示前列腺增生情况，特别是凸入膀胱的部分。但对前列腺的内部结构分辨度差，由于角度的偏斜也会对前列腺的测量造成影响，使前列腺上下径和前后径的测量结果存在误差，一般经腹测量前列腺的大小约为实际值的1.2倍。

经直肠超声检查采用特别的超声波探头插入直肠5～8厘米，可探及前列腺组织。目前认为这种检查方法扫描所测量的结果最为准确，已被临床广泛使用。正常情况下，仪器显示的前列腺呈栗子状，左右对称，且左右径大于前后径,外部有完整的包膜,内部回声为均匀而较稀疏的细小光点。当前列腺增生时,可见腺体的横、纵径都增大,若中叶增生明显,可见凸向膀胱的暗区。腺体内部呈均匀低回声,可呈结节性或弥漫性增生,当以局限性增生为主时,需与前列腺癌相鉴别。

超声检查时应该注意:①泌尿系统的超声检查不需要空腹,可以在检查前正常饮食。②因为在经腹超声检查前列腺时需要膀胱处于充盈状态,故需要膀胱内有一定量的尿液,但无须太多,有想要排尿的感觉时即可。一般可在检查前先喝 500 毫升左右的纯净水。③经直肠超声检查需要患者提前排便,确保直肠内无大便;便秘患者需确保用药物排干净大便。④对于需要测残余尿的患者,排尿后立即回到超声波检查室测量残余尿。

5. 尿流率检查可以了解什么?

排尿不畅是前列腺增生患者最为常见的临床症状之一,表现为尿线变细,排尿时费力,严重时排尿呈现滴沥状,甚至无法排尿而需留置导尿管。前列腺增生导致尿路梗阻,而阻力增加是引起排尿不畅的重要原因。有的患者不能准确地描述排尿不畅情况,往往存在主观的表达偏差,这时尿流率检查可以提供客观的评价,以了解患者排尿的通畅情况。此外,术后评估患者排尿不畅的改善情况也可以采用尿流率检查,比较术前、术后的变化。

尿流率是指单位时间内排出的尿量,通常情况下用"毫升/秒"作为计量单位。尿流率检查是能够客观、真实反映尿道阻力的一项指标。尿流率检查可以掌握最大尿流率(Q_{max})、平均尿流率(Q_{ave})、排尿时间和尿量四个指标。其中最大尿流率是最为重要的指标,正常男性的最大尿流率约为 20 毫升/秒,女性为 25 毫升/秒左右,最大尿流率≤15 毫升/秒时提示存在尿路梗阻。最大尿流率受到多种因素的影响,如尿量、年龄、逼尿肌功能、尿道阻力、精神因素等,其中尿量因素的干扰最大。通常情况下,尿量在 150～200 毫升的最大尿流率具有诊断意义。尿流率检查因检测简单、无创伤性、可多次重复检查而被广大患者所接受。但是,尿流率检查不能区分梗阻性和逼尿肌收缩力减低导致的尿流率下降,需要行尿动力学检查进一步明确。

6. 尿动力学检查与尿流率有何不同？有什么意义？

尿动力学检查不同于尿流率检查，尿流率检查是尿动力学检查中的一部分，它是一项特殊的检查，其适用范围广，但并非每一位患者都要做此复杂检查，何况这是一个有创性检查。需要做尿动力学检查的情况有：前列腺增生引起的膀胱出口梗阻、尿失禁、神经源性膀胱、儿童排尿功能紊乱及尿失禁。例如，女性压力性尿失禁患者术前需要做此检查；前列腺癌根治术或电切术有可能发生尿失禁，需要确定有无不稳定膀胱、低顺应性膀胱或外括约肌损伤时，应行尿动力学检查。膀胱出口梗阻的症状，如排尿困难，尿线变细等，可由前列腺增生引起的梗阻、膀胱逼尿肌收缩力减弱或括约肌松弛不足所致，须行尿动力学检查来鉴别。神经源性膀胱患者须行尿动力学检查以明确逼尿肌、括约肌病变性质，以决定治疗方案及了解预后。脊髓损伤患者有脊髓休克及逼尿肌无反射，反射恢复后必须行尿动力学复查。单纯遗尿儿童如伴有白天尿急、急迫性尿失禁、复发性泌尿系统感染、膀胱输尿管反流或上尿路扩张，需要用无创性尿流率测定及肌电图检查术筛选，有必要的话，做尿动力学检查进一步明确。

7. 直肠指检检查什么？有什么意义？

直肠指检的方法：患者取膝胸位或者站立弯腰前俯位（图20），医生用戴上手套的示指蘸上润滑剂，轻柔而缓慢地伸入患者肛门、直肠内进行前列腺触诊。由于前列腺的后方借筋膜与直肠壶腹相隔，因此在行直肠指检的时候，向前可扪及前列腺，可以了解前列腺的大小、质地、两侧叶及中间沟、有无压痛、有无结节、退指有无染血等情况。直肠指检显示，正常成人前列腺如栗子大小，约4厘米×3厘米，较平，质韧，两侧叶对称，可触及中间沟，表面光滑。对于良性前列腺增生，多数可以触及患者增大的前列腺，表面光滑、质韧、有弹性、边缘清楚、中间沟变浅或消失、无结节，初步考虑良性前列腺增生。当触及前列腺结节直径＞0.5厘米，单个或多个，质地坚硬，外形不规则等异常时，应该怀疑前列腺癌的可能性。目前认为直肠指检联合前列腺特异性抗原检测是诊断前列腺癌的重要手段。由于大多数的前列腺癌起源于前列腺的外周带，所以直肠指检对于前列腺癌的早期诊断和分期有重要价值。

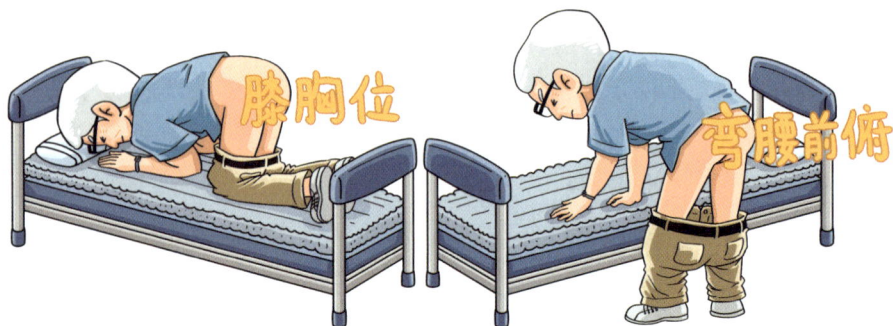

图 20　前列腺指检体位

8. 前列腺增生为什么要查前列腺特异性抗原?

前列腺癌患者通常并无任何症状,或者仅有前列腺增生症的症状如尿频、尿急、夜尿次数增加等。临床上在前列腺增生症患者中可以筛选出前列腺癌,其中前列腺特异性抗原检测是重要的手段。

前列腺特异性抗原正常值为 0～4 纳克/毫升。一般认为,血清前列腺特异性抗原<4 纳克/毫升,患前列腺癌的危险度低;前列腺特异性抗原>10 纳克/毫升,则患前列腺癌的危险性增加,高度怀疑前列腺癌;而前列腺特异性抗原在 4～10 纳克/毫升之间则为灰区,发生前列腺癌的可能性约 25%。有些良性病变或泌尿道、前列腺操作也可以引起前列腺特异性抗原增高,比如前列腺炎、前列腺增生、急性尿潴留、导尿、直肠指检、前列腺按摩等。但当致病因素消除后,前列腺特异性抗原值可趋于正常。因此,前列腺增生患者检查前列腺特异性抗原的主要目的是初步排除前列腺癌的可能。如果前列腺特异性抗原>4.0 纳克/毫升,结合直肠指检、经直肠超声检查及 MRI,并考虑行前列腺穿刺活检,可以明确是不是前列腺癌。

9. 什么是膀胱功能检查?

膀胱功能检查是指膀胱逼尿肌功能检查,是一项用于检查膀胱逼尿肌功能是否正常的辅助检查方法。其检查项目有：尿动力学检查充盈期膀胱内压测定、排尿期膀胱内压测定、膀胱去神经超敏试验、膀胱残余尿量测定、冰水试验、肛门括约肌张力检查、肛门反射测试。通过以上试验可以判断相应的病症。

10. 膀胱功能检查有哪些项目？有什么价值？

正常膀胱内压：排尿前一般在 25 厘米水柱以下。当膀胱充盈容量达 150～250 毫升时，耻骨上有膨胀感，在充盈过程中没有无抑制性收缩；膀胱胀满时，有排尿急迫感，但能随意起始或终止排尿。膀胱残余尿量测定：正常情况下残余尿量<5 毫升。排尿期膀胱内压测定：膀胱功能正常、下尿路无梗阻者，排尿时最大膀胱内压为 35～70 厘米水柱，一般在 50 厘米水柱以下。各项检查结果如下。

（1）充盈期膀胱内压测定：①逼尿肌反射亢进（不稳定性膀胱）。在膀胱充盈过程中，或采用激发方法如咳嗽、体位变动、原位踏步，必要时皮下注射乌拉胆碱（urecholine，系乙酰胆碱类）2.5 毫克，逼尿肌出现无抑制性收缩。临床表现有尿频、尿急，膀胱容量缩小。②逼尿肌无反射（稳定性膀胱）。在膀胱充盈过程中及采用激发方法后，逼尿肌不出现无抑制性收缩。临床表现排尿困难，需增加腹压方能排尿，严重者出现尿潴留。

（2）排尿期膀胱内压测定：超过 70 厘米水柱可确定下尿路梗阻。

（3）膀胱去神经超敏试验：如逼尿肌反射亢进，应于次日在腰麻或阿福那特（arfonad）麻醉下重复上述检查。如注射乌拉胆碱后，膀胱内压仍较注药前大 15 厘米水柱时，则诊断为上运动神经元病变所致的神经源性膀胱。该试验可有假阴性或假阳性结果。

（4）膀胱残余尿量测定：残余尿的出现表示膀胱排尿功能已失代偿。残余尿量与下尿路梗阻程度成正比。在下尿路梗阻治疗过程中，重复测定残余尿量可帮助判断疗效。

（5）冰水试验：通过膀胱的冷受体评估的特殊反射，反射通过骶神经反射通路，不同于排尿反射，阳性提示皮质和脊髓下传通道受损。

（6）肛门括约肌张力检查：如括约肌松弛，提示下运动神经元病变，表示脊髓中枢活动减弱或消失；若括约肌张力过高，则提示上运动神经元病变所致脊髓中枢活动亢进。

(7) 肛门反射测试:用针轻轻刺激肛门口皮肤黏膜交界处,如肛门括约肌松弛,表示有下运动神经元病变。

11. 为什么要检查尿常规及尿细菌培养?

首先,前列腺增生是一种常见的泌尿系梗阻性疾病,它可以引发尿频、尿急及排尿困难等症状。严重者可出现合并症,如血尿、尿路感染、膀胱结石、尿潴留,甚至肾功能受损。尿常规、尿细菌培养检查可通过尿液中的白细胞数量及细菌培养结果,判断前列腺增生是否伴随泌尿系统感染。同时前列腺增生严重时,前列腺表面的血管受张力影响出现破裂出血,多表现为终末血尿,尿液检查时可发现红细胞的含量明显增加。其次,通过尿常规检查中的透明管型、蛋白及微量蛋白判断前列腺增生是否引发肾功能受损。

12. 测定前列腺体积有哪些方法?

手术前测定前列腺的体积对选择手术的方式和估计手术的难易程度有一定的帮助。目前,测定前列腺体积的方法有超声、CT 和 MRI。超声是测定前列腺体积最常用的方法,有经直肠和经腹两种超声方法。其中经直肠超声检查最准确。它从前列腺底部开始,每隔 0.5 厘米对腺体横断面扫描,经超声波仪附有的计算机处理,即可测出前列腺的体积。如再乘以前列腺的比重 1.05,即得前列腺的质量。经腹超声检查则在测定前列腺的前后、左右、上下三径后,按体积 = 长×宽×厚×0.52 来粗略计算,但结果不如经直肠超声检查准确。临床上很少用 CT 和 MRI 来单纯测定前列腺体积,但是它们能对腺体增生情况进行更加直观的展示,也有助于判断增生腺体的良恶性,并提供术前、术后的评估。

13. 什么是残余尿? 测定残余尿有几种方法?

残余尿指在排尿后膀胱内仍残留的尿量。正常人残余尿量为 0~5 毫升,也就是说正常人能一次将膀胱内的所有尿液基本排空。而前列腺增生症患者由于膀胱流出道梗阻和膀胱逼尿肌功能减退，排尿时不能一次将膀胱内的尿液排空，而出现残余尿。残余尿的出现意味着病情发展到较为严重的阶段。一般认为，残余尿量50～60毫升即提示膀胱逼尿肌已处于早期失代偿状态。若经药物治疗后残余尿仍不见减少，或残余尿继续增多，说明药物治疗无效，需要进行手术治疗。但是，由于膀胱逼尿肌可通过代偿以克服增加的尿道阻力，将膀胱内尿液排空，因此在前列腺增生的早期，无残余尿也不能排除下尿路梗阻。

测定残余尿的方法有导尿法和经腹B超法。排尿后导尿测定残余尿的方法很准确，但有一定的痛苦，患者常不愿接受。用经腹B超测定残余尿量，方法简便，患者毫无痛苦，且可重复进行，是目前最常使用的方法。用B超测定残余尿量前，患者应尽力将尿液排净，且在排尿后立即检查，不能等待，以减少误差。有的患者在B超检查前为了使膀胱充盈而大量饮水，即使排尿后能排净小便，但很快又有尿液产生，轮到检查时，会出现有残余尿的假象。实际上患者并没有残余尿或只有很少残余尿，这种情况应予注意。必要时，可让患者在不饮水的情况下重复检查，以获得准确的结果。

前 列 腺 癌

14. 如何早期发现前列腺癌？

直肠指检联合前列腺特异性抗原检查是目前公认的筛选早期前列腺癌的最佳方法。经过直肠指检可以很容易了解前列腺的情况。直肠指检显示，正常成人前列腺大小约为4厘米×3厘米、质地韧、表面光滑、无结节、中间沟存在、两侧叶对称；而前列腺癌表现为前列腺表面不光滑、质地硬、可能触及突起的小结节。前列腺特异性抗原是目前最敏感的前列腺肿瘤标志物，其在前列腺癌组织及患者血清中显著升高。若结合游离前列腺特异性抗原（free prostate specific antigen，fPSA）测定，可进一步提高前列腺癌诊断的准确性。经直肠超声检查可以发现前列腺内微小的低回声结节，同时查看邻近组织浸润情况。但有学者指出，单纯超声检查发现前列腺癌可能的概率仅有11％～35％；如果未行活检,仅依靠超声检查很容易漏诊。

15. 什么是前列腺特异性抗原,什么情况下需要做检查?

前列腺特异性抗原是一种糖蛋白,由前列腺上皮细胞产生,分泌至前列腺导管,它能使精液的凝块水解,其功能与男性生育力有关。所以精液中前列腺特异性抗原含量很高,血中含量很少。但是,当前列腺上皮-血屏障被破坏,上皮细胞大量增生时,血中前列腺特异性抗原含量会升高。因为肿瘤细胞能破坏上皮-血屏障,使前列腺上皮细胞产生的前列腺特异性抗原大量进入血液,导致血清前列腺特异性抗原上升,所以前列腺特异性抗原是目前公认最敏感的前列腺癌肿瘤标志物之一。前列腺特异性抗原正常值为0~4纳克/毫升,前列腺特异性抗原>4纳克/毫升为异常,前列腺特异性抗原>10纳克/毫升则高度怀疑前列腺癌,而前列腺特异性抗原在4~10纳克/毫升之间则为灰区,发生前列腺癌的可能性约为25%。

专家共识对50岁以上有下尿路症状的男性应该常规进行前列腺特异性抗原检查;对有前列腺癌家族史的男性,应该从45岁开始定期检查;对直肠指检发现前列腺结节,影像学检查异常或者有临床症状(如骨痛、病理性骨折)的男性也应该进行检查。需要注意的是,前列腺炎症、前列腺增生、急性尿潴留、导尿、直肠指检、前列腺按摩等会影响前列腺特异性抗原结果。因此,膀胱镜检查、导尿操作、直肠指检1周后才能做前列腺特异性抗原的检测。

16. 检测游离前列腺特异性抗原有什么临床意义?

前列腺特异性抗原是一种糖蛋白,它在血清中以不同的分子形式存在,且在不同的疾病中所占的比例也不同,大部分与蛋白结合而成为蛋白复合物称为结合前列腺特异性抗原(combined prostate specific antigen,cPSA),是前列腺特异性抗原的主要部分,约占总前列腺特异性抗原的85%;另外有少量未结合的部分,称为游离前列腺特异性抗原,占总前列腺特异性抗原的15%左右。两者之和就是总前列腺特异性抗原(total prostate specific antigen,tPSA)。检测前列腺特异性抗原和游离前列腺特异性抗原对区分前列腺增生和前列腺癌有重要的意义。

前列腺癌患者血液中结合前列腺特异性抗原的含量增多,相对而言,游离前列腺特异性抗原的含量减少。检测游离前列腺特异性抗原并计算游离前列腺特异性抗原和结合前列腺特异性抗原的比值,可以提高前列腺特异性抗原检测前列腺癌的敏感性和特异性,并可以此作为前列腺癌筛查的一个指标。由于游离前列腺特异性抗原受结合前列腺特异性抗原水平、前列腺体积、年龄、种族、试剂等多种因素的影响,目前尚不能确定一个肯定的分界值。但当前列腺特异性抗原为4~10纳克/毫升时,如两者比例<0.16就要高度怀疑前列腺癌,可以做前列腺穿刺活检确诊。

17. 检测酸性磷酸酶对前列腺癌有何意义?

前列腺酸性磷酸酶是由前列腺产生的酸性磷酸酶(acid phosphatase, ACP)中的一种同工酶,是一种前列腺外分泌物中能水解磷酸脂的糖蛋白,可以用来检测前列腺癌并观察治疗的效果。由于酸性磷酸酶缺乏特异性(除前列腺外,其他许多器官和组织的肿瘤都可以引起酸性磷酸酶的增高)而影响了其使用价值。1974年,库珀(Cooper)等首先采用放射免疫分析法测定血清前列腺酸性磷酸酶,使敏感性和特异性明显提高。正常男性前列腺酸性磷酸酶正常值的范围是2.5微克/升以下。近年来,由于前列腺特异性抗原应用于临床,从而完全代替了前列腺特异酸性磷酸酶。

18. 精浆蛋白测定对前列腺癌的诊断有何意义?

精浆蛋白(γ-seminoprotein,γ-Sm)是由前列腺细胞分泌的特异性蛋白,它是近年来新发现的更敏感的前列腺癌特异性标志物,对前列腺癌的诊断和治疗效果观察、复发检测有一定的价值。而用精浆蛋白建立的放射免疫显像诊断技术对前列腺癌诊断有较高的敏感性,优于超声、CT等其他影像学检查方法。

研究表明,精浆蛋白具有较高的组织特异性,仅存在于正常或增生的前列腺及前列腺癌组织内,其他人体组织和恶性肿瘤中未发现精浆蛋白。在73例前列腺癌患者中,阳性率达到89%,而50例非前列腺癌患者中无1例升高。

尤其是放射免疫显像可以确定转移组织是否来源于前列腺癌。有研究报道,56例前列腺癌患者经手术治疗及内分泌治疗后,精浆蛋白的下降或升高与临床表现的好转或恶化呈正相关,尤其是用放射免疫显像可检查手术彻底与否及有无复发,还可以作为前列腺癌预后指标。经治疗后,精浆蛋白不下降或下降不明显、持续高水平者,预后较差;而下降较快且明显者,预后较好。因此,精浆蛋白是观察前列腺癌疗效及判定预后的理想指标。

19. 前列腺癌为什么要做 CT?

CT 检查可以进一步了解前列腺癌的分期、病变范围、有无转移,以确定完整合理的治疗方法。CT 检查可以发现下列改变:

(1)前列腺癌局限在包膜内时,增强扫描显示增强不明显的低密度区,被膜显示完整。

(2)前列腺癌突破包膜后,外形明显不规则,相邻的腺体周围脂肪消失,精囊腺和邻近的肌肉境界模糊或消失,膀胱精囊角消失,也可表现为精囊增大。

(3)侵及膀胱时可显示膀胱底部不对称、不规则增厚或软组织肿块、膀胱受压上移。侵犯后尿道时,可显示后尿道锯齿状不规则的狭窄、弯曲或扩张。

(4)前列腺癌累及直肠时首先侵犯直肠前壁。直肠注气或注入造影剂后再做 CT,有助于更好地观察。

(5)淋巴结转移首先发生于盆腔淋巴结。如发现单个淋巴结>1 厘米或多个淋巴结融合成团,则可诊断为淋巴结转移。

(6)骨转移。以骨盆、腰骶椎、股骨和肋骨为多见,多呈成骨性骨转移改变,也可呈混合型或溶骨性骨破坏。

20. 什么是前列腺特异性膜抗原?

前列腺特异性膜抗原(prostate specific membrane antigen,PSMA)是位于细胞膜内的前列腺组织特异性抗原,其本质是一种糖蛋白。由于其在前列腺癌,尤其是激素难治性前列腺癌及转移灶中的高表达,测定血清中前列腺特异性膜抗原水平将有助于前列腺癌的筛选。前列腺特异性膜抗原还有一种变异型前列腺特异性膜抗原'。在人原发性恶性前列腺组织中,前列腺特异性膜抗原是前列腺特异性膜抗原的主要形式(前列腺特异性膜抗原:前列腺特异性膜抗原'=10∶1);在正常前列腺组织中则相反(前列腺特异性膜抗原:前列腺特异性膜抗原'=1∶10);在前列腺增生症组织中则两者大致相同。据此,可以根据两者的比例对前列腺疾病作出诊断和鉴别诊断。

21. 前列腺特异性抗原异常就一定是前列腺癌吗?

通常前列腺癌病情越严重,总前列腺特异性抗原值就越高。但应当指出的是,前列腺特异性抗原对前列腺组织有特异性,而对前列腺癌并无特异性。也就是说,前列腺特异性抗原值升高可以说明前列腺发生了问题,但不能说明这个问题一定就是前列腺癌。影响血清前列腺特异性抗原的因素有很多,如患者年龄、前列腺大小、急慢性前列腺炎症、性生活、直肠指检及导尿等操作。因此,当发现前列腺特异性抗原高于正常值时,患者也无须过于担忧病情,应及时去医院检查鉴定。

22. 直肠指检发现前列腺有结节怎么办?

直肠指检是诊断前列腺癌最简单的方法之一。一旦通过直肠指检发现前列腺有结节,可直肠指检后1周先检查血清前列腺特异性抗原,然后进行前列腺穿刺活检。早期前列腺癌通过直肠指检一般不能触及硬结节,因为肿瘤在前列腺内生长,表面仍然光滑。只有在前列腺癌局部进展期、晚期时,肿瘤穿破前列腺包膜,才会出现前列腺硬结节或硬块。所以,原则上无论血清前列腺特异性抗原结果如何,均应进行前列腺穿刺活检,明确有无前列腺癌。

23. 前列腺特异性抗原异常一定要进行前列腺穿刺活检吗?

如前所述,前列腺特异性抗原是目前公认最敏感的前列腺癌肿瘤标志物之一。目前的观点是血清总前列腺特异性抗原>4纳克/毫升为异常。当总前列腺特异性抗原为4～10纳克/毫升时,应测定血清游离前列腺特异性抗原。推荐如游离前列腺特异性抗原/总前列腺特异性抗原<0.16,应进行前列腺穿刺活检。游离前列腺特异性抗原/总前列腺特异性抗原>0.16 时穿刺阳性率为11.65%,游离前列腺特异性抗原/总前列腺特异性抗原<0.16 时穿刺阳性率为17.4%,游离前列腺特异性抗原/总前列腺特异性抗原<0.10 时穿刺阳性率高达56%。总前列腺特异性抗原>10 纳克/毫升时,无论游离前列腺特异性抗原/前列腺特异性抗原比值多少,都应该进行前列腺穿刺活检。

24. 前列腺癌一定会有前列腺特异性抗原升高吗?

前列腺特异性抗原尽管会受到药物治疗、泌尿生殖系统感染、经尿道和直肠操作、尿潴留、前列腺增生程度等因素影响而导致数据不准确,但直到目前为止,前列腺特异性抗原仍是筛查前列腺癌的主要指标。从统计学角度而言,前列腺特异性抗原越高,患前列腺癌的可能性越大;前列腺特异性抗原越低,患前列腺癌的可能性越小。前列腺特异性抗原与前列腺癌发病率之间大致的关系为:前列腺特异性抗原<4 纳克/毫升,患前列腺癌的可能性为 10%~20%;前列腺特异性抗原在 4~10 纳克/毫升,患前列腺癌的可能性为 20%~30%;而当前列腺特异性抗原>10 纳克/毫升时,患前列腺癌的可能性提高到 50%以上。但是前列腺特异性抗原即使低于参照值,也不能绝对排除前列腺癌的可能。诊断前列腺癌还要结合其他的因素综合判断,如种族、年龄、前列腺体积、是否具有家族史,以及影像学和直肠指检是否有阳性结节等。

25. 临床上是否发现前列腺特异性抗原不高的前列腺癌?

随着前列腺癌早期诊断技术的发展,临床上也发现一些前列腺特异性抗原不高的前列腺癌,其主要的原因:①前列腺癌处于早期,前列腺特异性抗原虽然没有超过参照值,但是通过规范的体格检查、敏感的影像学技术如磁共振弥散检查发现了可能,并在准确定位穿刺的基础上使疾病得到早期发现。此类患者通过根治性手术或者放疗,往往治愈。②癌前病变,如高级别 PIN、非典型腺泡增生等疾病,这些疾病以后可能会发展为前列腺癌,虽然目前前列腺特异性抗原较低,但需要定期随访前列腺特异性抗原,警惕前列腺癌的可能。这种情况,尤其是在有家族史的中老年男性中应予注意。③前列腺特异性抗原大小一般对应前列腺腺泡癌发展程度,然而,也有些类型的前列腺癌不分泌或分泌前列腺特异性抗原很少,如前列腺小细胞癌、前列腺神经内分泌癌、类癌等。④不同种族的前列腺癌患者前列腺特异性抗原分泌水平存在差异。欧美人群前列腺癌筛查前列腺特异性抗原多大于 2 纳克/毫升,我国指南推荐前列腺癌筛查前列腺特异性抗原>4 纳克/毫升。

26. 核素骨扫描在前列腺癌的诊断中起什么作用?

核素骨扫描是采用放射性核素⁹⁹锝作为造影剂,通过 γ-摄影进行全身闪烁扫描,以了解前列腺癌引起骨转移的情况。它是检查前列腺癌骨转移的准确方法,对隐性骨转移特别敏感。前列腺癌骨扫描的阳性诊断率为 48%,比骨骼的 X 线检查能更早(可提前 3~6 个月甚至更早)发现骨转移。但应注意骨组织血供增加时(如骨折愈合过程中)也可使显影密度增加而造成干扰。前列腺癌患病过程中,70%~80%会发生骨转移。早期骨转移多无骨痛的症状,骨骼的 X 线检查阴性者中有 12%~62%骨扫描阳性;而且骨扫描能检查全身骨骼,从头部、胸部到四肢、骨盆,是诊断骨转移最灵敏和最简便的方法。临床研究证明,前列腺癌患者中发生骨转移的比例为临床 I 期 7%,II 期 15%,III 期 25%,IV 期 60%。因此,对前列腺癌患者,尤其是出现骨骼症状者,都应该进行核素骨扫描,而且每 3~6 个月复查一次,及时掌握病情的变化,观察疗效,调整治疗的方案和估计预后。

三、前列腺疾病的科学诊断

前 列 腺 炎

1. 慢性前列腺炎如何分类?

根据前列腺液(前列腺按摩液)细菌培养结果,可分为慢性细菌性前列腺炎(Ⅱ型)和慢性非细菌性前列腺炎(Ⅲ型)。其中慢性非细菌性前列腺炎(Ⅲ型)又可根据白细胞数量是否升高分为ⅢA型(炎症性)和ⅢB型(非炎症性)。

2. 如何诊断慢性前列腺炎?

症状和病史:长期或反复发作持续3个月以上,多有疼痛和排尿异常。疼痛见于会阴、阴茎、肛周、尿道、阴囊、睾丸、耻骨部、腰骶部、射精痛等;排尿异常表现为尿急、尿频、尿痛、夜尿增多等。有反复发作的尿路感染,也可有性功能障碍、焦虑、抑郁、失眠等。

体格检查:直肠指检可了解前列腺大小、质地、有无结节、有无压痛等。慢性前列腺炎的前列腺大小正常,质地正常或者偏硬(病程较长者)。按摩前列腺可获得前列腺按摩液。

实验室检查:如果前列腺液中白细胞数量>10个/高倍镜视野,卵磷脂小体减少,可诊断为慢性前列腺炎。使用四杯法或两杯法(图21)依次收集分段尿液及前列腺按摩液并分离培养,可区分是否为细菌性或炎症性。

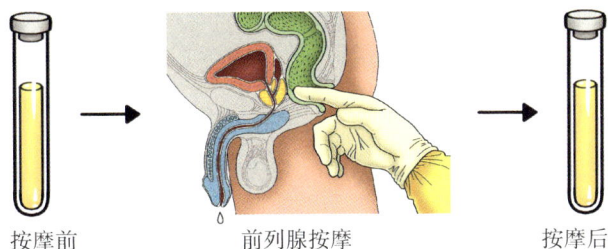

按摩前　　　　　　　前列腺按摩　　　　　　按摩后

图 21　两杯法

3. 如何诊断急性细菌性前列腺炎?

前列腺发生急性炎症时,腺体会肿胀、充血,从而引起严重的下尿路症状,如排尿困难、尿频、尿急、血尿等,严重者会出现会阴部、阴茎、直肠的剧烈疼痛,部分患者因为细菌入血引起菌血症,由此产生发热、寒战等全身症状。

对怀疑急性细菌性前列腺炎患者,直肠指检会发现前列腺肿胀、张力高、伴明显压痛,这时禁止行前列腺按摩及前列腺液检查,因为它会导致炎症扩散入血。建议行血常规和尿常规检查,尿常规往往会发现大量的脓细胞,严重患者尿道还会出现分泌物,对其进行细菌学检查常可发现致病菌;血常规检查常发现白细胞,尤其是中性粒细胞明显增高。患急性前列腺炎时,前列腺特异性抗原可能上升。当有需要的时候,还可以通过 MRI 检查了解前列腺有无小脓肿。

4. 如何诊断慢性盆腔疼痛综合征?

通常盆腔区域疼痛比较明显,多伴有排尿异常,长期或反复发作持续 3 个月以上。前列腺液中白细胞数量＞10 个/高倍镜视野,卵磷脂小体减少。使用"四杯法"或"两杯法"依次收集分段尿液及前列腺按摩液并分离培养,慢性盆腔疼痛综合征的细菌培养均为阴性,根据白细胞是否升高可区分炎症性或非炎症性。

5. 前列腺按摩液和前列腺液检查对诊断有何作用?

通过直肠指检按摩前列腺可获得前列腺按摩液并进行检测。正常的前列腺按摩液白细胞数量<10个/高倍镜视野,卵磷脂小体均匀分布于整个视野,pH 6.3～6.5,红细胞或上皮细胞不存在或偶见。当白细胞数量>10个/高倍镜视野,卵磷脂小体数量减少有诊断意义。胞质内含有吞噬的卵磷脂小体或细胞碎片等成分的巨噬细胞,也是前列腺炎的特有表现。进一步对前列腺按摩液进行细菌培养,根据结果可对细菌性/非细菌性前列腺炎进行鉴别,也可进一步对其他病原体如淋球菌、衣原体、支原体、真菌等进行检查。

6. 慢性前列腺炎要和哪些疾病鉴别?

需要鉴别的疾病包括:良性前列腺增生,睾丸、附睾和精索疾病,膀胱过度活动症,神经源性膀胱,间质性膀胱炎,腺性膀胱炎,性传播疾病,膀胱肿瘤,前列腺癌,泌尿男性生殖系统结核,肛门直肠疾病,腰椎疾病,中枢和外周神经病变等。主要依靠详细询问病史和症状、体格检查、前列腺按摩液及选择相应辅助检查(如超声、MRI、尿流率)等明确诊断。

前列腺增生

7. 前列腺增生的诊断依据有哪几项内容? 如何解读?

(1)详细的病史:应用国际前列腺症状评分(I-PSS),总分35分,7个项目,每个项目5分,包含排尿困难、尿频、排尿状况等7个方面的症状。7分以下为轻度,8～19分为中度,20分以上为重度(详见表1)。

(2)体格检查:最主要的是直肠指检,通过检查可以了解前列腺的大小、质地、有无结节、有无压痛、两侧叶是否对称、中间沟是否存在等。

(3)辅助检查:①前列腺特异性抗原测定。有助于前列腺癌的发现,特别是配合游离前列腺特异性抗原测定并计算两者的比例,可进一步提高对前列腺癌诊断的准确性。②MRI。除可以在图像上显示前列腺的大小外,还可显示膀胱扩张、膀胱壁增厚、输尿管扩张等病理改变。MRI 可发现局限于前列腺内部的癌肿,其主要作用在于对已确诊的前列腺癌作分期。③超声检查。可以了解前列腺的大小、前列腺内部有无异常的结节、所患疾病的性质(如炎症、增生、结石、囊肿等)、与膀胱的关系、残余尿量等。使用经直肠超声可以更准确地了解前列腺的情况。④尿动力学检查。能了解膀胱逼尿肌的功能代偿情况、尿流率的大小等,以指导治疗。⑤CT 检查。能比超声更准确地反映前列腺的情况(如大小、疾病性质)及与周围器官的关系。⑥前列腺穿刺活检。通过经会阴或经直肠途径用特殊的穿刺针来获取前列腺组织,进行病理学检查,以了解前列腺病变的性质。⑦膀胱镜检查。若是前列腺增生症,膀胱镜检查可以明确膀胱的病理改变(如憩室、结石、肿瘤等)及前列腺增生的情况(如单侧叶增生、两侧叶增生还是中叶增生等)。

8. 什么是国际前列腺症状评分?

国际前列腺症状评分是评价前列腺疾病患者症状轻重程度的一种指标。1993 年由美国泌尿外科学会(American Urological Association,AUA)衡量委员会制定,并在全世界应用。国际前列腺症状评分表是根据患者回答有关排尿症状的七个问题而得出。每题有 0~5 分六个评分段,患者可根据症状的严重程度选出六个评分中的一个,总分是 0~35 分(从无症状到非常严重的症状);可分为:0~7 分为轻度症状;8~19 分为中度症状;20~35 分为重度症状(表 1)。

表 1　国际前列腺症状评分表

在过去一个月,您是否出现以下症状?	没有	在 5 次中少于 1 次	少于半数	大约半数	多于半数	几乎每次	症状评分
1. 是否经常有尿不尽感?	0	1	2	3	4	5	
2. 两次排尿间是否经常短于 2 小时?	0	1	2	3	4	5	

(续表)

在过去一个月,您是否出现以下症状?	没有	在5次中少于1次	少于半数	大约半数	多于半数	几乎每次	症状评分
3. 是否经常有间断性排尿?	0	1	2	3	4	5	
4. 是否经常有憋尿困难?	0	1	2	3	4	5	
5. 是否经常有尿线变细现象?	0	1	2	3	4	5	
6. 是否经常需要用力及使劲才能开始排尿?	0 (没有)	1 (1次)	2 (2次)	3 (3次)	4 (4次)	5 (5次或以上)	
7. 从入睡到早起一般需要起来排尿几次?	0	1	2	3	4	5	

症状计分的总评分＝

因排尿的症状而影响了生活质量(QOL)

	高兴	满意	大致满意	还可以	不太满意	苦恼	很糟
8. 如果在您的后半生始终伴有现在的排尿症状,您认为如何:	0	1	2	3	4	5	

生活质量评分＝

　　患者在回答这七个问题时,首先应回忆 1 个月前的排尿情况,所有问题是根据 1 个月前的症状来评分的,例如,医生问是否有排尿不尽感,是指 1 个月前是否有刚排完尿又想排尿的症状? 如果有,那么在 1 个月前这种感觉一天发生的频率大概是多少。也就是说,当时如果一天排尿 10 次,发生排尿不尽感的排尿次数是多于一半、还是少于一半,或是更多、更少。其次要正确理解医生所提出的问题,例如,是否排尿后 2 小时又要排尿,是指患者一天中发生排尿间隔少于 2 小时的频率。最后将自己所记得的情况如实告诉医生。回答时如感到有疑问,应多向医生咨询。

9. 前列腺增生出现结节是怎么回事？

前列腺增生是老年男性多发疾病，属于良性病变。但是，增生部分在开始时，一般是围绕后尿道精阜，主要是腺体的移行带。未出现增生之前，移行带约占前列腺体积的 5％，而其他部分腺体是中央带和外周带。一旦出现增生组织，主要是结节样改变，而且慢慢地肿大。在中央带及移行带所出现的增生结节，通常是良性前列腺增生；但在外周带出现的结节，要排除前列腺癌。

10. 前列腺病理诊断与临床诊断有何不同？

随着临床检验技术和影像医学的发展，有不少疾病在经过临床有关检查之后，可以作出相应的临床诊断。但是除了功能、代谢紊乱为主的疾病，大多数有器质性病变的疾病，还是要作病理诊断。病理诊断仍然是无法取代的最可靠和最后的诊断，是临床治疗的主要依据。比如，对任何可以触及的肿块或者经影像学检查发现有占位性病变，或内镜检查看到有某种病变时，都需要经过病理活检才能确诊，以帮助对病变的性质、种类及程度作出正确的判定。就前列腺疾病而言，可能是前列腺增生、前列腺癌或前列腺炎，通过临床检验、MRI 等影像学检查，可以作出初步临床诊断，但不能完全确定它到底是不是癌，只有进行前列腺穿刺活检，获取病理诊断，才可以明确是否是肿瘤及肿瘤的类型和分级，为临床治疗方案提供主要的依据。

11. 前列腺增生需要与哪些疾病鉴别？

对于 50 岁以上男性，出现尿频、尿急、夜尿增多和尿不尽等临床症状需要考虑良性前列腺增生，应当及时就诊。但要注意与膀胱炎、前列腺炎、泌尿系统结石、尿道狭窄、膀胱颈挛缩、神经源性膀胱、前列腺癌和膀胱癌等鉴别。

（1）膀胱颈挛缩：指膀胱颈部的肌肉组织挛缩而影响排尿。发病年龄较轻,多在 40~50 岁出现排尿不畅症状,而前列腺体积无明显增大,膀胱镜检查可以确诊。

(2)前列腺癌:指发生在前列腺的恶性肿瘤。血清前列腺特异性抗原明显增高,直肠指检前列腺表面不光滑,质地硬。可通过前列腺穿刺活检鉴别。

(3)膀胱癌:指发生在膀胱的恶性肿瘤。无痛性肉眼血尿为早期症状,如肿瘤位于膀胱颈口或三角区可出现类似前列腺增生的症状,可通过膀胱镜检查鉴别。

(4)神经源性膀胱:指因神经系统病变而导致的尿路梗阻症状,一般多有明显的神经损害病史或体征,往往伴有其他部位的神经损害表现,如先天性脊柱裂、脑梗死等。

(5)尿道狭窄:指尿道部位的先天性或后天性狭窄,一般有明确的尿道外伤史或尿路感染病史,可通过尿道膀胱镜和尿道膀胱造影检查鉴别。

前 列 腺 癌

12. 如何诊断前列腺癌?

(1)直肠指检:体格检查诊断前列腺癌比较简单。经直肠指检可以了解前列腺的情况,表现为前列腺表面不光滑、质地变硬,可能触及凸起的小结节,在癌症局部进展期、晚期更加容易触及。

(2)前列腺特异性抗原:是敏感的前列腺肿瘤标志物,其在前列腺癌组织中显示升高。前列腺特异性抗原结合游离前列腺特异性抗原测定进一步提高了对前列腺癌诊断的准确性。前列腺特异性膜抗原在前列腺癌细胞中的表达是正常细胞的 100~1 000 倍,而且在癌症晚期和抗雄激素治疗的癌细胞中的表达更高。这些生物学特性使前列腺特异性膜抗原成为前列腺癌分子成像的理想靶点,但也应注意并非所有前列腺癌都具有显著的前列腺特异性膜抗原过度表达(约 10% 的原发性前列腺癌前列腺特异性膜抗原表达正常)。

(3)前列腺健康指数(prostate health index,PHI):也逐渐应用于临床。前列腺健康指数是综合前列腺特异性抗原、游离前列腺特异性抗原及前列腺特异性抗原同源异构体浓度的多因子数学模型。

$$前列腺健康指数 = \frac{前列腺特异性抗原同源异构体}{游离前列腺特异性抗原} \times \sqrt{前列腺特异性抗原}$$

其中前列腺特异性抗原同源异构体是最稳定的一种前列腺特异性抗原前体,是肿瘤提取物中前列腺特异性抗原前体的主要存在形式,最具前列腺癌特异性。研究显示,前列腺健康指数与前列腺癌及高分级前列腺癌具有很高的相关性,前列腺健康指数值越高,Gleason 评分越高。前列腺健康指数可有效提高穿刺活检阳性率,可以预测高分级前列腺癌,显著减少不必要的穿刺活检。前列腺健康指数也用于预测肿瘤的病理特征,用于主动监测(active surveillance,AS)。因此,前列腺健康指数作为前列腺癌精准诊断的新"瘤标",对临床治疗方案、手术方案的拟定都具有很好的指导意义。

(4)经直肠超声:可以发现腹部超声无法发现的结节及前列腺内不能通过直肠指检发现的异常结节。前列腺癌通常发生在外周带,超声表现为低回声,同时可以观察邻近组织浸润情况。

(5)前列腺穿刺活检:是诊断前列腺癌最可靠的检查。需要在超声引导下经直肠或会阴部进行穿刺。经直肠穿刺通常需要预防性口服或静脉使用抗生素 3 天并进行肠道准备。

(6)MRI:可以显示前列腺癌有无向包膜外生长,肿瘤是否侵犯周围组织器官,也可以显示盆腔淋巴结转移和骨转移情况。

(7)CT:对于早期前列腺癌诊断敏感性低,主要用于帮助医生了解肿瘤有无侵犯邻近器官及盆腔内有无淋巴结转移。

(8)全身核素骨显像(emission computed tomography,ECT):前列腺癌最常见的远处转移是骨转移,ECT 可以发现前列腺癌是否有骨转移,比 X 线片提前 3~6 个月。

(9)PET - CT(positron emission tomography-computed tomography):近些年很多的研究表明,^{68}Ga - PSMA - PET 大大提高了对原发性前列腺癌分级的准确性,从而直接影响前列腺癌治疗方法的选择和提高治疗效果。与传统的显像手段及其他示踪剂相比,大大提高了对低血清前列腺特异性抗原的患者复发性前列腺癌病灶及转移的检出率。

13. 有哪些检查手段可以发现前列腺癌？

（1）实验室方法：①前列腺特异性抗原。前列腺特异性抗原是目前最敏感的前列腺癌肿瘤标志物，其较强的组织特异性蛋白仅存在于前列腺上皮细胞的胞质，在前列腺癌组织中显著升高。前列腺特异性抗原结合游离前列腺特异性抗原测定进一步提高了对前列腺癌诊断的准确性。②前列腺特异性膜抗原。前列腺特异性膜抗原是位于细胞膜内的前列腺组织特异性抗原，因其在前列腺癌，尤其是在激素难治性前列腺癌及其转移灶中的高表达而具有重要的临床意义。③前列腺酸性磷酸酶。由于缺乏特异性，且在室温下的稳定性差，24小时内酶存在生物学变异，酶异常增高的意义难以确定，除前列腺癌外的许多其他器官和组织的肿瘤都可引起酸性磷酸酶增高，对其实用价值很受影响。自从血清前列腺特异性抗原应用于临床以后，临床上已很少采用酸性磷酸酶检测。

（2）影像学方法：①超声检查。超声检查可经腹部、直肠或尿道进行，可用于前列腺癌的早期诊断及观察治疗的效果。超声图像的表现为前列腺增大和凸出，但其程度不如良性前列腺增生；前列腺内部回声不均匀，出现强回声斑或低回声区；前列腺失去常态，左右不对称或边界高低不平；侵犯邻近组织，浸润膀胱颈部和三角区，使之增厚、高低不平，或向精囊侵犯，或累及直肠壁。但无论用何种超声检查都难以作出精确的鉴别诊断。②X线检查。排泄性尿路造影可发现晚期前列腺癌迁延膀胱、压迫输尿管引起肾和输尿管积水，以及观察双侧肾功能情况。当发生骨转移时，可从X线片上显示成骨性骨质破坏或病理性骨折。③CT。在CT图像中，前列腺癌向包膜外生长，局部隆起，周围脂肪层内可见肿块。CT对Ⅰ、Ⅱ期前列腺癌的诊断无价值，不能显示有诊断意义的影像，更不能提供癌的生物学表现。Ⅲ期患者可用CT检查显示肿瘤累及精囊，局部膨大，脂肪层消失，精囊及前列腺间的锐角消失；如侵犯膀胱则见膀胱壁局部增厚，有肿块。Ⅳ期可见脊柱、肝、肺或后腹膜淋巴结转移。④MRI。MRI对诊断前列腺癌及其分期具有重要意义。MRI检出和显示前列腺癌主要靠T_2加权成像，80%的前列腺癌发生于外周带，T_2加权成像在高信号的前列腺外周带内出现异常结节状低信号，或者前列腺带状结构破坏，外周带与中央带界线消失。当肿瘤局限在前列腺内时，前列腺的外缘完整，与周围静脉丛的界限清楚。当病变侧显示包膜模糊或中断、不连续,则提示包膜受侵。肿瘤侵犯前列腺周围脂肪表现为在高信号的脂肪内出现低信号区,尤其在前列腺的外侧,称为前列腺直肠角的区域,此结构的消失是典型前列腺周围脂肪受侵的表现。精囊正常时,双侧基本对称,若表现为双侧精囊信号均减低或一部分精囊为低信号所取代,则可能已被肿瘤侵犯。MRI对前列腺癌分期有较大帮助,尤其是Ⅱ、Ⅲ期的鉴别:MRI能直接观察前列腺癌是否穿破包膜,MRI对显示精囊受侵是敏感的,其敏感率达97%。MRI对发现盆腔内淋巴结转移是敏感的,其准确性与CT相似,MRI由于有较大的显示野,因此还能发现其他部位的转移。⑤核素骨扫描。前列腺癌骨转移较常见,常转移至骨盆、脊柱、股骨近端等,80%为成骨性,混合型和溶骨性分别为15%和5%,核素骨扫描对前列腺癌骨转移的发现最敏感,核素全身骨扫描可比X线片更早发现前列腺癌骨转移。

14. 什么情况下要做前列腺穿刺活检?

前列腺穿刺活检是诊断前列腺癌的一种最为有效的方法。由于前列腺穿刺活检是一种有创伤的诊断方法,并不是所有怀疑患前列腺癌的患者都需要进行前列腺穿刺活检。决定是否进行前列腺穿刺活检的依据是:①前列腺直肠指检发现前列腺两侧叶不对称、有结节、质地变硬时;②超声检查(尤其是经直肠超声)发现前列腺有肿瘤的可能时;③前列腺特异性抗原增高时。若前列腺特异性抗原>10纳克/毫升,不论直肠指检有无异常,均应做前列腺穿刺活检;若前列腺特异性抗原为4~10纳克/毫升,测血清游离前列腺特异性抗原,游离前列腺特异性抗原/前列腺特异性抗原<0.16,也需做前列腺穿刺活检;④前列腺特异性抗原为4~10纳克/毫升时,若直肠指检或经直肠超声可疑或有阳性,也要做前列腺穿刺活检。

15. 前列腺穿刺活检前要做哪些准备?

(1)穿刺前常规检查:患者穿刺活检前常规进行血、尿、粪三大常规,肝、肾功能及凝血功能检查。

(2)预防性抗生素的应用:经直肠超声引导下穿刺之前,应常规口服或静脉预防性应用抗生素,推荐喹诺酮类抗生素。经会阴前列腺穿刺前,可不进行预防性抗生素应用。

(3) 肠道准备:经直肠前列腺穿刺活检前,常规进行肠道准备,可使用开塞露代替灌肠。

(4) 抗凝及抗血小板药物的使用:对于需要长期口服抗凝或抗血小板药物的患者,建议停用相关药物。如阿司匹林应术前停用 3～5 天、氯吡格雷停用 7 天、噻氯匹定停 14 天、双香豆素类建议停用 4～5 天。

16. 前列腺穿刺活检痛吗？需要麻醉吗？

前列腺穿刺活检(图 22)可通过直肠或者会阴部在超声引导下进行穿刺。一般来讲,经会阴穿刺活检疼痛较明显,术前需要麻醉准备,至少需要局麻准

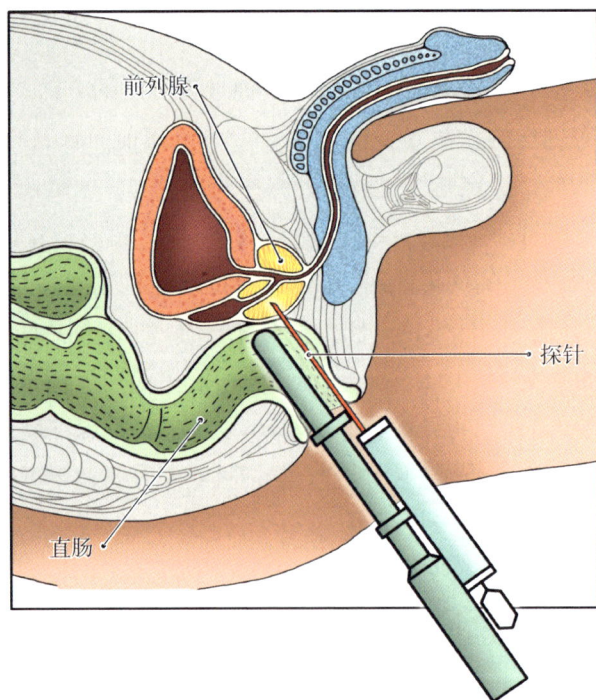

图 22　经直肠前列腺穿刺活检

备。而经直肠穿刺时，大部分患者即使不用麻醉也可以耐受。无论何种穿刺途径，通常会穿刺 8～10 针以上（图 23），穿刺时会进行局部麻醉，会有轻微痛感，绝大多数患者可以耐受。

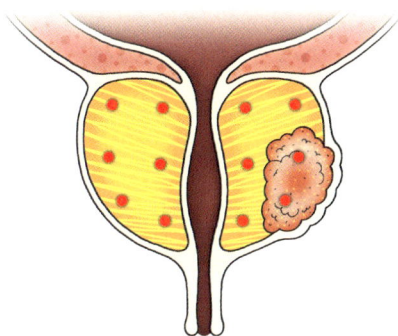

图 23　前列腺穿刺 12 点

17. 前列腺穿刺是否会引起肿瘤扩散或刺激肿瘤快速生长?

有些人拒绝穿刺的原因是担心一旦真的是癌，穿刺是否会导致癌细胞转移，刺激癌的生长。从穿刺的操作原理上来看，穿刺活检器属于针内切割，即在穿刺针的内外套管间取得活检组织，组织取出时也是不会与正常组织发生接触的。从临床实际来看，也未见穿刺后肿瘤种植转移的报道。通常穿刺后 1 周即可取得病理报告，因此，完全没有必要担心穿刺后癌细胞加速生长使治疗结果恶化。符合穿刺指征的患者应该不必顾虑，放下心理负担，早日接受前列腺癌穿刺以明确诊断，及时进行治疗以免耽误病情。

18. 前列腺穿刺阴性,是否说明没患前列腺癌?

目前，临床上大多采用 10 针以上前列腺不同部位的饱和穿刺，诊断阳性率较高。若前列腺穿刺阴性，说明罹患前列腺癌的可能性较小。但是穿刺取得的仅是部分前列腺组织，并不能代表整个前列腺，仍有前列腺癌组织漏检的可能，因此，穿刺阴性患者仍需定期随访观察。

第一次穿刺阴性患者需每 3 个月定期到泌尿外科门诊复查前列腺特异性抗原及相关检查。若出现以下情况，则需进行重复穿刺：①第一次穿刺病理结果为非典型性增生或高级别前列腺上皮内瘤；②总前列腺特异性抗原＞10 纳克/毫升；③当总前列腺特异性抗原为 4～10 纳克/毫升，若复查游离前列腺特异性抗原/总前列腺特异性抗原值连续异常 2 次以上者或者直肠指检、影像学检查提示前列腺异常，可再次进行靶向穿刺，提高活检的准确性。

前列腺穿刺属于有创性检查，进行穿刺活检后，前列腺需要一定时间进行血肿吸收与组织修复，此时进行重复穿刺会增加前列腺组织的损伤并降低活检的准确性，故重复穿刺不宜立刻进行。目前，两次穿刺间隔时间尚有争议，一般认为首次穿刺后 1～3 个月可进行重复穿刺。

19. 重复穿刺后未找到癌细胞，但前列腺特异性抗原仍升高，该怎么办？

对 2 次穿刺阴性结果、前列腺特异性抗原仍升高者，推荐进行 2 次以上穿刺，但阳性率很低，仅为 3％～5％，而且近一半是非临床意义的前列腺癌。因此，3 次以上的穿刺应慎重。如果 2 次穿刺阴性，合并存在前列腺增生导致的梗阻和排尿症状，可行经尿道前列腺电切术或剜除术，将切除标本送病理进行系统切片检查。

20. 前列腺增生手术后病理发现前列腺癌，该怎么办？

经前列腺增生手术确诊的前列腺癌患者，由于肿瘤病灶较小，经手术偶然发现，故称之为偶发癌。一旦确诊为前列腺癌并符合上述根治手术条件者，应采取根治术。通常等待手术后 12 周再行手术。但是也有部分学者对偶发癌不主张采取根治性手术治疗。如果前列腺特异性抗原及其他检查都正常，而患者年老体弱，可严密随访观察；但是对于相对年轻的患者，仍应积极治疗。也有人认为，对于前列腺电切偶然发现的前列腺癌，如果 Gleason 评分＜4 分，无论什么年龄都可不予治疗，仅需严密随访。总之，对于前列腺增生术后病理发现前列腺癌的患者，应当根据手术风险、患者的预期寿命及有无其他器质性疾病等，综合评估患者在相应的治疗手段中的获益情况，并且告知患者，在征得患者同意的情况下给予相应的治疗。

21. 核素骨扫描对前列腺癌的诊断有什么意义？

　　前列腺癌最常见的远处转移部位是骨骼，70％～80％晚期前列腺癌会发生骨转移。早期骨转移多无骨痛的症状。骨扫描对于晚期前列腺癌的意义主要在于明确有无远处骨转移，监测内分泌治疗的疗效，尤其对于前列腺特异性抗原持续升高及有骨痛等症状的患者。同时对于发生骨相关事件的患者，可以通过骨扫描明确肿瘤的进展情况，为之后的化疗或姑息放疗提供依据。因此，对于前列腺癌患者，一般来说，骨转移风险比较高的，即前列腺特异性抗原＞20纳克/毫升、Gleason 评分＞7 分的患者，需行核素骨扫描，有助于判断前列腺癌准确的临床分期。

　　核素骨扫描对于转移性骨肿瘤的诊断具有很高的灵敏度，其可比常规 X 线片提前 3～6 个月发现骨转移灶。但是骨扫描阳性不一定就是肿瘤。很多骨的疾病在骨扫描检查时都会出现骨扫描异常表现，这些疾病包括外伤造成的骨折，老年性的骨质疏松，骨感染，骨性关节炎，骨的良、恶性肿瘤，都可以造成骨的代谢活跃，使骨扫描显示异常。骨扫描特异性稍低，检测病变定位准确，但定性困难，因而在鉴别肿瘤性和非肿瘤性疾病时常常存在偏差。此外，尽管骨扫描灵敏度较高，但检查阴性不能完全排除转移。

四、前列腺疾病的规范治疗

前 列 腺 炎

1. 治疗慢性前列腺炎的药物有哪些?

（1）抗生素：根据病原学培养及药敏结果指导选择敏感抗生素，如喹诺酮类、头孢菌素类、大环内酯类、四环素类和磺胺类等。出现支原体、衣原体感染时，可口服阿奇霉素、多西环素等。

（2）α受体阻滞剂：针对有尿频、尿急、排尿困难的患者可使用α受体阻滞剂治疗，以松弛紧张的膀胱颈部、改善排尿功能的紊乱、消除前列腺和射精管系统内的尿液反流，达到改善症状的目的，如坦索罗辛、特拉唑嗪等。

（3）植物类制剂：如普适泰、沙巴棕等。

（4）非甾体抗炎药：为缓解疼痛症状可短期使用非甾体抗炎药，如塞来昔布等。

（5）其他：如M受体阻滞剂、抗抑郁抗焦虑药物，以及解毒、通淋、活血化瘀的中药。

2. 如何热水坐浴?

利用热水的热效应，增加前列腺组织血液循环，可有消炎和消除组织水肿等效果。可采用浴盆或浴缸，在42℃左右的热水中坐浴。水温不宜过高或过低，坐浴时间每次15～20分钟。需要注意的是，未婚及未生育的男性不推荐使用此法，以免阴囊睾丸温度过高影响生育功能。

3. 低能量冲击波治疗慢性前列腺炎疗效如何?

体外低能量冲击波治疗对慢性非细菌性前列腺炎的症状缓解有一定的作用,其穿透深度在 35～65 毫米,使得冲击波通过会阴途径能在前列腺和盆底部组织聚焦。其作用机制目前尚不完全清楚,一般认为是多种效应综合作用的结果。冲击波可通过对疼痛感受器的过度刺激,从而中断神经冲动的传递,缓解疼痛。另外,冲击波治疗后局部一氧化氮浓度升高,诱导产生的微血管再生和血管再生过程,使局部血液灌注增加,能加速血液循环,缓解疼痛,并能治愈局部病变组织。在一些研究中,体外冲击波治疗慢性前列腺炎的疗效得到了证实,患者表示疼痛和排尿症状均有所改善。

4. 射频治疗是怎么回事?

射频疗法为一种热疗,它具有加热和传感双重功能,使热量透入组织深部,对组织均匀加热。射频波作为加热源,其原理主要为由射频电极发出的射频电磁波在前列腺组织中形成射频磁场,使组织内的非导体成分的偶极子发生取向作用而形成位移电流产热,组织中正负离子受电场作用而产生传导电流产热,生物体在高频交变电场中可形成感应电流产热。产生的热量可透入前列腺组织内,使前列腺组织血管扩张,血流加快,加快代谢废物和可诱发炎症的致病化学物质排出,从而改善局部代谢营养,减少局部刺激症状,消炎止痛。另外,还能加强白细胞的吞噬作用,达到治疗效果。

前列腺射频治疗有体内和体外两种途径。体内射频是经尿道插入一根前端缠绕电极的气囊导尿管,将电极固定于前列腺部尿道,再在两大腿内侧安置电极板以形成回路电流。通电后,尿道内射频电极发出射频波,透入前列腺内产生热量,通过计算机将温度控制在 41～43℃,连续治疗 3 小时。体外射频治疗则是在前列腺垂直上下方即患者臀部和下腹部各安置一块平面电极板,通电后形成射频场,射频波均匀穿透人体组织达到位于射频场中央的前列腺而产生热量,温度也控制在 41～43℃,治疗 2 小时。体外射频的优点是避免了插导尿管的痛苦及其所引起的并发症。

5. 激光治疗是怎么回事？

激光对生物机体的作用有热效应、机械效应、光化效应和电磁效应。低能量激光有抗炎和促进上皮生长的作用。激光治疗慢性前列腺炎是用经直肠探头对前列腺组织进行直接照射，提高组织内温度，改善血液循环，增加白细胞的吞噬能力，提高机体免疫力，达到消炎止痛的治疗作用。激光治疗经常和其他治疗方法（如药物离子透入、微波、超短波等）同时使用，以提高治疗效果。因为机体免疫功能失调和中医的阴阳、气血失调有内在的联系，激光治疗也被用来配合针灸对穴位进行照射以治疗慢性前列腺炎，主要照射穴位是会阴穴。它是通过激光来影响经络腧穴，调整体内阴阳平衡和气血运行，改善脏腑功能而起到治疗作用。

6. 微波治疗是怎么回事？

微波是波长为 1 毫米～1 米、频率为 300～300 000 兆赫的一种高频电磁波。目前在治疗中最常用的微波频率为 2450 兆赫，波长为 12.5 厘米。当微波作用于人体时，体内电解质偶极子即随频率的变化而发生取向运动，在振动和转动的过程中彼此相互摩擦或与周围介质相摩擦而产生热效应和非热效应。与其他的热疗法相比，微波治疗的特点为治疗时肌肉和脂肪产热比相近，不会引起脂肪温度过高而产生损害。微波治疗透入组织的深度为 3～5 厘米。

微波作用于前列腺组织时，会增强前列腺组织内的血液循环，加速氧和营养物质向局部的输入，也加速局部代谢废物的排出。提高组织代谢所需多种酶的活性，加强组织代谢，降低感觉神经兴奋性及肌肉和纤维结缔组织的张力，有效地改善慢性前列腺炎的各种症状。微波治疗的热效应和非热效应均可增强大、小吞噬细胞的吞噬功能，增强机体的免疫力，有利于炎症的控制和吸收。

微波治疗采用经直肠或经会阴部辐射。微波治疗慢性前列腺炎的效果并不是很理想，治愈率一般在 30%～50%。因此，经常与其他方法联合进行，如经直肠微波与药物离子导入同步治疗、微波治疗结合中药制剂、微波结合激光治疗等。

7. 毫米波治疗是怎么回事？

毫米波治疗采用低功率、高频率电磁波设备，产生非热生物效应。毫米波的输出功率为几十毫瓦，功率密度为每平方厘米几毫瓦，而振荡频率可为几十千兆赫，并且其频率与人体组织细胞的固有振荡频率非常接近。因此，毫米波照射时，可以引起人体组织细胞的强烈共振，将其能量传导入体内，引起一系列生物效应，促进新陈代谢和血液循环，调节神经系统，改善免疫功能，达到治病效果。

用毫米波治疗慢性前列腺炎时，将治疗仪的辐射头插入患者肛门，使辐射面贴近前列腺进行照射。前列腺组织细胞受到低功率、高频率的毫米波辐射后，能量得到有效补充，局部血流灌注改善，组织细胞代谢加强，组织功能和再生能力提高，有利于前列腺炎症的控制和消散。由于毫米波辐射头贴近前列腺，既能提高疗效，更重要的是，还能避免其他部位受到照射。毫米波衰减很快，一般不会对其他器官造成影响。

8. 磁疗治疗慢性前列腺炎疗效如何？

慢性前列腺炎可能是盆底肌肉功能紊乱通过神经传导，再反作用于内脏神经，导致排尿、排便、疼痛等一系列症状。有初步研究表明，磁疗对慢性前列腺炎可起到消炎、止痛、消肿等功效，对于改善慢性前列腺炎症状具有一定疗效。其机制可能是让患者盆底肌被动收缩，引起疲劳性松弛，从而终止恶性循环。研究表明，接受磁疗的患者其排尿症状和疼痛症状均有明显改善。由于目前长期研究的病例数仍相对较少，其更确切的疗效尚有待进一步验证。

9. 慢性前列腺炎可以治愈吗？

有许多慢性前列腺炎患者经过几个月甚至几年的长期治疗，仍没有治愈或反复发作，心理压力极大。慢性前列腺炎难以治愈的原因主要有：①前列腺腺泡上皮的类脂质膜起屏障作用，阻止大多数抗菌药物从血浆向前列腺腺泡内弥散,影响了腺泡内抗菌药物的浓度,使其达不到杀灭细菌的目的。②前列腺位于身体深部,其导管及开口很细小,前列腺液的引流很差,只在射精时才会排出前列腺液。出现炎症时,含有病原体的前列腺液潴留在腺体内,是炎症不愈的原因之一。③前列腺内的前列腺结石可以成为细菌持续存在和尿路复发感染的病源,而使慢性细菌性前列腺炎久治不愈。

其他的因素:①大多数慢性前列腺炎为非细菌性前列腺炎,它们的致病病原体比较复杂,且难以确定。因此难以采用有针对性的敏感药物,影响了治疗效果。②很多患者本身对疾病的认识不足、不够重视,不能严格遵照医嘱按时、连续用药。症状稍好转就停止治疗,使感染反复发作。经过几次断续治疗,一些细菌产生耐药性,使疾病更加难以治愈。③患者心理负担过重也是慢性前列腺炎一直看不好的原因之一。④有些患者有意识地回避性生活,更加重了前列腺液的潴留,不利于疾病的治疗。⑤有不洁性交史的患者出于种种原因隐瞒病史,给治疗带来困难。⑥自我控制能力差,不能坚持戒烟、戒酒,不能坚持连续用药。

10. 前列腺痛怎么办?

前列腺痛是一组可能与前列腺有关的症状。它的临床表现与前列腺炎非常相似,有时很难将其鉴别,因此也归入慢性前列腺炎综合征。前列腺痛主要发生于20~40岁的男性。主要症状是发生与排尿无关的会阴、阴茎、耻骨上、阴囊或尿道等部位不明原因的疼痛,有些患者有间歇性尿急、尿频、夜尿增多及排尿困难。前列腺痛患者没有尿路感染的病史,前列腺触诊也无异常发现,前列腺液细菌培养阴性,前列腺液常规检查也正常,无大量炎症细胞。

前列腺痛的病因很多。以前多认为是由于逼尿肌-括约肌功能失调或盆底肌肉紧张性疼痛引起,并认为是缘于局部炎症疼痛及会阴部肌肉疲劳而致的盆底肌肉习惯性收缩及痉挛。但近年来,通过对该类疾病进行尿动力学检查发现,最大尿流率和平均尿流率均降低,最大尿道闭合压增高,膜部尿道狭窄。因此认为尿道外括约肌的自主性收缩是前列腺痛发生的原因,这种自主收缩源于盆腔交感神经功能失调,可导致尿道外括约肌痉挛、尿道狭窄。上述原因所致的尿流受阻均可使尿液反流入前列腺内,形成炎症、结石等病变,进而产生一系列症状。

前列腺痛不是感染性疾病,因此抗生素治疗一般无效。对有排尿困难的患者可使用 α 受体阻滞剂治疗,以松弛紧张的膀胱颈部、改善排尿功能的紊乱、消除前列腺和射精管系统内的尿液反流,达到改善症状的目的。对前列腺痛也可使用非甾体抗炎药、M 受体阻滞剂、抗抑郁抗焦虑药物及中医中药等治疗。

11. 前列腺炎可以手术治疗吗?

有些长期不能治愈的慢性前列腺炎患者,因症状比较明显,严重干扰生活和工作,给身体和精神均造成很大压力,因此会迫切要求医生手术将前列腺切除,以达到彻底治愈的目的。对于经各种保守疗法长期治疗仍不能治愈和难以控制症状的慢性细菌性前列腺炎,特别是对于明确存在感染的前列腺结石患者,由于感染结石是细菌持续存在和炎症反复发作的根源,而药物治疗又不能彻底杀灭感染结石中的细菌,故可考虑是否行手术治疗。手术治疗有前列腺精囊切除术和经尿道前列腺切除术两种方法。前列腺精囊切除术可以较彻底地去除腺体内的感染灶和结石,但手术难度大,术后并发症多。对于合并有前列腺炎的前列腺增生症,由于前列腺与周围组织广泛粘连,手术有一定困难,常不能完整摘除前列腺,术中出血也较多,术后常发生膀胱痉挛,且发生尿频、尿急、排尿不尽感症状的也较多。对于中青年患者,该手术会影响患者的性功能及生育能力。权衡患者疾病与手术带来的后续问题,目前已极少采用。而经尿道前列腺切除术虽能较彻底地切除感染组织病灶和结石,但也难达到彻底治疗前列腺炎的目的。

前列腺增生

12. 常用的前列腺增生治疗药物有哪几类?

(1)α 受体阻滞剂:主要是通过阻滞分布在前列腺和膀胱颈部平滑肌表面的肾上腺素能受体,松弛平滑肌,达到缓解膀胱出口梗阻的作用。如多沙唑嗪、特拉唑嗪、坦索罗辛、赛洛多辛等。

（2）5α-还原酶抑制剂：通过抑制体内睾酮向双氢睾酮的转变，进而降低前列腺内双氢睾酮的含量，达到缩小前列腺体积、改善下尿路症状的治疗目的。如非那雄胺、度他雄胺等。

（3）M受体拮抗剂：通过阻断膀胱毒蕈碱（M）受体，缓解逼尿肌过度收缩，降低膀胱敏感性，从而改善前列腺增生患者的储尿期症状。如托特罗定、索利那新等。

（4）植物（或中药）制剂：这类药物的最大特点是具有清热利湿、散结祛淤的作用。目前难以判断具体成分的生物活性和疗效的相关性。如舍尼通、翁沥通、癃闭舒、癃清等。

（5）其他：西地那非（sildenafil）、米拉贝隆等。西地那非是5型磷酸二酯酶（PDE5）抑制剂，具有扩张血管平滑肌的作用，与α受体阻滞剂联合使用，改善排尿困难的疗效比单一药物更佳。米拉贝隆是β_3受体激动剂，可改善前列腺增生患者的尿频、尿急症状。

13. 非那雄胺有何作用和不良反应，服用时应该注意什么？

非那雄胺属于5α-还原酶抑制剂，是通过抑制体内睾酮向双氢睾酮的转变，进而降低前列腺内双氢睾酮的含量，达到缩小前列腺体积、改善下尿路症状的治疗目的。非那雄胺可以降低血清双氢睾酮水平70％，对于前列腺内的双氢睾酮水平的降幅为85％～90％。适用于治疗前列腺体积增大同时伴中重度下尿路症状的前列腺增生患者。

不良反应：勃起功能障碍、射精异常、性欲低下和其他如男性乳房女性化、乳腺痛等。

注意事项：①非那雄胺能降低前列腺特异性抗原的水平，服用6个月以上可使前列腺特异性抗原水平降低50％左右。对于应用非那雄胺的患者进行前列腺特异性抗原检测，前列腺癌筛查时应考虑药物对于前列腺特异性抗原的影响。②非那雄胺只适用于前列腺体积＞30毫升的患者。③如服用非那雄胺后发生乳房肿痛、性欲低下的情况，需要及时和医生联系。

14. 舒张前列腺部尿道的药物（α受体阻滞剂）该如何选择？

一般指α受体阻滞剂,分为非选择性α受体阻滞剂,如酚苄明,目前临床上已不常使用;选择性α_1受体阻滞剂,如多沙唑嗪,常用方法4毫克每晚一次口服;阿夫唑嗪,常用方法10毫克每晚一次口服;特拉唑嗪,常用方法2毫克每晚一次口服;高选择性α_{1A}受体阻滞剂,如坦索罗辛,常用方法0.2毫克每晚一次口服;赛洛多辛,常用方法4毫克每日两次口服。对于中重度排尿困难的患者,推荐使用高选择性α_{1A}受体阻滞剂;对于排尿困难合并有尿频、尿急的储尿期症状的患者,推荐使用选择性α_1受体阻滞剂。α_1受体阻滞剂常见不良反应包括头晕、头痛、乏力、困倦、体位性低血压、异常射精等。

15. 长期药物治疗前列腺增生症要注意什么？

治疗前列腺增生症的方法很多,其中药物治疗是最容易被患者所接受的一种方法。由于药物种类繁多,疗效因人而异,它还不能完全替代手术及其他治疗方法。所以,接受药物治疗时,应注意以下几个问题:①所服的药物对患者是否有效,包括患者的自我感觉、服药后排尿是否较前通畅、排尿次数是否较前减少。如果症状有改善,可继续服用。②所服的药物对患者是否有明显的不良反应,如头痛、头晕、鼻塞、体位性低血压等。对有明显不良反应的患者,可选用选择性强的α_{1A}受体阻滞剂,以减轻不良反应的程度。首次服药应从小剂量开始,逐渐调整增加剂量,以求获得最大疗效。尽可能在夜间服用,以减少发生体位性低血压的概率。③有无同时服用同一种类型的两种药物。同时服用的结果是既会造成浪费,又会加重不良反应。④是否还能继续服用药物。当患者经药物治疗后感觉排尿不畅加重、排尿次数增多,应及时来医院检查。如果出现急性尿潴留或残余尿>60毫升,最大尿流率<10毫升/秒,或者发现合并膀胱结石、膀胱憩室、膀胱肿瘤、肾功能损害时,都应停止药物治疗,并接受手术治疗。千万不能因为害怕手术而盲目无限期地接受药物治疗。⑤采用非那雄胺治疗12个月后,血清前列腺特异性抗原浓度下降50%,故这些患者做前列腺特异性抗原检查以排除前列腺癌时,前列腺特异性抗原的阈值应加倍。

16. "伟哥"可以治疗前列腺增生吗？

"伟哥"是西地那非的商品名。最近有研究显示,西地那非的确对于前列腺增生伴发勃起功能障碍的患者有治疗作用。它能放松前列腺平滑肌,在国外对于有轻度下尿路症状的患者有较好的疗效。但临床上对于有中重度下尿路症状的患者,一般不会单独使用它,往往与 α_1 受体阻滞剂联合使用。

17. 前列腺增生能彻底"治愈"吗？

前列腺增生的发生必须具备年龄增长和有功能的睾丸两个重要条件。国内学者曾调查 26 名清朝太监老人,发现 21 人的前列腺已经完全不能触及或明显萎缩。理论上说,几乎所有男性到了老年都有前列腺增生,只是症状与否、严重程度不同的区别。所以"治愈"前列腺增生既不可能,也无必要。目前临床上药物治疗的目的以改善下尿路症状、减少患者痛苦、提高生活质量为主。

18. 前列腺增生在哪些情况下需要进行手术治疗？

目前得益于前列腺增生药物的疗效,使得手术年龄有一定的向后推迟。但是,出现以下情况需要尽快手术:①反复尿潴留(至少在一次拔管后不能排尿或两次尿潴留);②反复血尿,药物治疗无效;③反复泌尿道感染;④合并膀胱结石;⑤继发上尿路积水(伴或不伴肾功能损害)。除此之外,有些情况也可以选择手术:①服药效果不佳,仍有明显排尿梗阻症状;②服药有效但不愿意长期接受药物治疗;③合并有腹股沟疝,但是一般宜先处理前列腺增生引起的梗阻,再处理疝;④合并膀胱憩室,临床上常见做超声检查就可提示膀胱内小梁、小室形成或者憩室。

19. 什么情况不适合行前列腺增生手术？

手术禁忌证包括:①心血管疾病及严重高血压未控制者;②严重支气管哮

喘和肺部感染者;③有严重出血性疾病,如血友病、血小板减少性紫癜等;④脊柱、骨盆及髋关节病变或畸形,无法取膀胱截石位者。

20. 前列腺增生手术早做好还是晚做好?

前列腺增生是一种缓慢的临床进展性疾病,下尿路症状会进行性加重,尽管前列腺增生的药物使用普遍,且种类多、药效好,但仍有一部分患者最终需要手术治疗。何时需要手术,需要医生和患者共同决定,医生会根据情况进行评估,包括病史询问,尤其是评估其国际前列腺症状评分和生活质量评分,并进行直肠指检、尿常规、前列腺特异性抗原、前列腺超声、残余尿超声、尿流率、肾功能等检查。最终是否采取手术治疗及选用何种方式的手术,取决于医生个人的经验、患者的意见、前列腺的大小,以及患者伴发疾病和全身状况。所以,建议有明显下尿路症状的患者,及时到泌尿外科门诊就诊,只要具备手术指征,早做比晚做好。

21. 前列腺开放手术有哪几种?

前列腺开放手术径路主要有耻骨上(经膀胱)、耻骨后、经会阴前列腺切除术三种。临床上多使用耻骨上(经膀胱)途径,分别介绍如下。

(1)耻骨上(经膀胱)前列腺切除术:经下腹部腹膜外切口切开膀胱,显露膀胱出口,剥离前列腺后摘除之。适应证:①前列腺明显增大,估计质量超过60克,梗阻症状明显,残余尿超过60毫升;②前列腺增生伴有需同时处理的膀胱内病变,如膀胱憩室、结石、肿瘤;③有急性尿潴留,已做耻骨上膀胱造瘘者;④增生的前列腺明显凸向膀胱内或巨大的中叶增生者;⑤髋关节僵直致不能放置膀胱截石位者。

(2)耻骨后前列腺切除术:经耻骨后间隙显露前列腺包膜,于包膜上做横切口,不需要打开膀胱即在直视下摘除前列腺。所有前列腺增生和膀胱颈梗阻都可选用耻骨后途径手术。本法尤其适合前列腺质量>30克的患者。但有严重尿路感染时,会增加术后耻骨炎和耻骨后间隙感染的危险,应慎用或不用耻骨后径路。

(3)经会阴前列腺切除术:患者在特殊体位下,经会阴部将前列腺摘除的手术。该手术创伤较小、对全身影响小、手术死亡率低,特别适合于全身情况差的老年患者。但会阴部解剖复杂,手术切口较小、显露差,不易止血,手术操作比较困难,容易发生直肠损伤,造成尿道直肠瘘或会阴直肠瘘,术后性功能障碍发生率高,手术需要一些特殊器械,一般外科医生对此径路不太熟悉。因此,经会阴前列腺切除术很少采用。

22. 经尿道前列腺切除术是怎么回事?

(1) 经尿道前列腺电切术是通过专门的前列腺电切器械来切除前列腺的手术(图24)。电切镜由前端带绝缘陶瓷的金属镜鞘的膀胱镜、光导纤维、高频电流发生器、用于电切和电凝的,以及其他部件所构成。医生可以在直视下用高频电刀将前列腺一块一块切除。

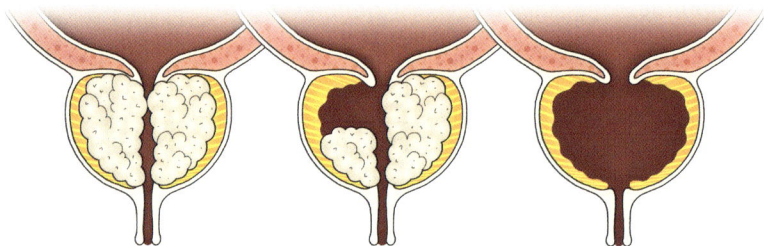

图 24　经尿道前列腺增生电切术

(2) 经尿道前列腺汽化术是一种改良的经尿道前列腺增生电切术。这个手术的器械和操作方法与经尿道前列腺电切术基本相同,只是将电切襻换为汽化电极。当汽化电极与前列腺组织接触时,高温(可高达 300℃)致使表面组织立即汽化,使前列腺组织的切割更容易,而且出血更少。经尿道前列腺汽化术的手术方法要求较经尿道前列腺电切术低。汽化电极与普通电刀相比止血更容易,治疗效果更好。

(3) 经尿道前列腺(激光、等离子)剜除术是目前使用最为广泛的腔内前列腺切除手术方式。它根据开放手术的原理,采用钬激光、绿激光、铥激光等激光设备或者等离子设备,在前列腺外科包膜层面对增生腺体进行完整剜除,具有解剖精确、止血彻底、术后复发率低等优势。

与开放性手术相比，腔内手术方法具有手术时间短、出血少、对患者打击小、手术效果好等优点。其适应证广，特别解决了高龄，体弱，伴有心、脑、肾、肺等疾病，前列腺质量<50克的患者的治疗问题。目前已很少用传统的开放性手术切除前列腺，而由腔内手术方法取代。

23. 经尿道前列腺切除与传统开放性手术比较有哪些优点和并发症？

目前，经尿道前列腺电切是前列腺增生治疗的"金标准"，能显著改善排尿困难症状，提高排尿速度。与开放性手术相比，有手术时间短、创伤小、出血少、术后恢复快、住院时间短等优点。但仍有一定的风险，可出现如术后出血、尿潴留、尿失禁、尿道狭窄、勃起功能障碍、逆向射精等并发症。

24. 前列腺激光手术是怎么回事？有何优缺点？

激光具备凝固止血效果好和非导电特性，临床常见的用于治疗前列腺增生的激光有钬激光、绿激光、铥激光等。前列腺激光手术是通过激光对组织的汽化、切割及切除或组织的凝固、坏死及迟发性组织脱落，达到解除梗阻的目的。

激光手术的共同特点是术中出血相对较少，没有经尿道电切综合征（transurethral resection syndrome，TURS），一种以血容量增加、低钠血症为主要表现的并发症，尤其适用于具有高危因素的患者（如高龄、贫血、重要脏器功能减退等）。比如，钬激光波长为2100纳米，由于其能量的水吸收特征，故能量主要被表浅组织吸收并达到较高温度而汽化组织，热损伤深度仅为0.4毫米，特别适合组织的精密切除。切除彻底，适合各种体积的前列腺增生患者。术后1年最大尿流率优于经尿道前列腺电切，术后5年再手术率低于经尿道前列腺电切。绿激光波长为532纳米，能量优先被氧合血红蛋白吸收，其次为水吸收，因此有利于血管的凝固和组织的汽化，热损伤深度为1～2毫米。术后尿潴留而需要导尿的发生率高于经尿道前列腺电切。主要缺点是由于组织汽化后无法获得病理组织。铥激光波长为2微米，由于其波长接近水的能量吸收峰值,因而产生有效的组织汽化、切割及凝固作用。术后最大尿流率、国际前列腺症状评分的改善优于经尿道前列腺电切。

25. 前列腺手术有何新的发明和进展?

(1)前列腺剜除术:历经多年的发展,以及对于前列腺外科包膜的解剖结构、前列腺增生腺瘤血供的认识,使得前列腺剜除术成为治疗前列腺增生最彻底的方式之一。并且,随着手术技巧日臻成熟,它成为主流术式,大有取代经尿道前列腺电切"金标准"地位的趋势。

(2)各种能量平台:应用广泛,如等离子系统、钬激光、绿激光、铥激光等。

(3)前列腺支架置入治疗:对于因体弱或罹患其他内科疾病而无法耐受较长时间麻醉和手术,或对手术可能产生的尿失禁、性功能障碍等并发症存在顾虑者,新型螺旋形热膨胀前列腺支架置入是一种很好的选择。在局麻下,通过膀胱软镜检查,测量前列腺部尿道的长度,选择一定规格的支架,置于尿道前列腺部。它可以缓解前列腺增生所致的下尿路症状。常见并发症有支架移位、钙化,支架闭塞,感染,慢性疼痛等。

(4)经尿道前列腺机器人水刀切除术:水刀消融是一种用水以近乎声速进行消融的方法。该技术在超声实时影像引导下,应用机器人控制的高速水刀进行半自动的内镜下消融前列腺组织。对于大体积前列腺的患者疗效显著,手术时间短,保护射精功能。但相对激光剜除而言,容易出血,需要导尿管牵拉。

26. 前列腺球囊扩张手术有何优缺点?

经尿道前列腺球囊扩张术(图 25)是利用气囊的压力在前列腺 12 点位扩开,根据尿道前列腺部的长度选择不同型号的扩裂管。术中出血少、手术时间短,半小时内即可完成,术后短期疗效好,适合于年龄较大、一般情况不能耐受较长时间手术的患者。缺点是对于前列腺突入膀胱较多的患者,有一定局限性;价格昂贵,尚不在医保范围;远期疗效有待于循证医学证据支持。

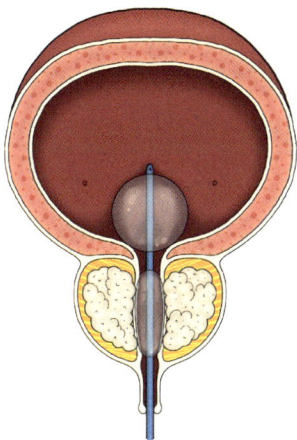

图 25　经尿道前列腺球囊扩张术

27. 除了手术,还有什么治疗方法?

(1) 经尿道微波热疗:适用于药物治疗无效(或不愿意长期服药)而又不愿意接受手术的患者,以及伴有反复尿潴留而不能接受外科手术的高危患者。各种微波治疗仪的原理相似,即加热致组织温度超过 45℃时发生凝固性坏死,其5 年的再治疗率高达 84.4%。

(2) 经尿道针刺消融术:适用于前列腺体积<75 毫升、不能接受外科手术的高危患者,对一般患者不推荐作为一线治疗方法。术后下尿路症状改善50%～60%,最大尿流率平均增加 40%～70%,远期疗效不佳,目前较少采用。

28. 解除前列腺增生引起的尿道梗阻可以放置支架吗?

前列腺支架是用各种材料的金属丝以不同方法编织而成的支架。将前列腺支架置入前列腺部尿道后,可以把前列腺部尿道撑开,从而解除前列腺增生引起的机械性梗阻。前列腺支架从形状上可分为螺旋支架和网状支架;从材料上可分为镀金支架、不锈钢支架和镍钛形状记忆合金支架;根据支架的功能可分为暂时性支架和永久性支架。

（1）暂时性支架：①第一代支架由非吸收性材料（如不锈钢丝、镀金金属丝等）或生物降解材料制成螺管状，适用于暂时性治疗或不宜手术的高危患者。因不锈钢螺旋支架质地较硬，置入及取出时易损伤尿道黏膜，而且因支架呈螺旋状而不易被尿道黏膜所覆盖，有尿盐沉淀形成结石和容易移位的缺点，而需每6～12个月更换支架一次。②第二代支架由镍钛形状记忆合金制成。此类支架在低温时呈压缩状态，失去膨胀状态时的弹性；在45～50℃的热水中，支架膨胀成原设计的直径。近年来研制出一种用可吸收性生物降解新型材料制成的支架，其特点是：大约6周后生物降解材料可被吸收，器官保存正常功能；具有良好的生物相容性；能制成各种类型的结构形式。

（2）永久性支架（图26）：这种支架被编织成网状，尿路上皮可透过网眼，覆盖在支架表面，并上皮化。因其不与尿液接触，避免了尿盐沉淀和感染，也不易移位。它又分为：①第一代支架，它由高级合金制成，编织成网状圆筒状，化学性质稳定、组织相容性好。支架在支架置入器官内呈压缩状态，支架置放器经膀胱镜在直视下将支架送出，支架依靠自身弹性扩张恢复原状，且紧密贴附于前列腺壁，阻止支架滑动移位，尿道上皮通过支架网眼间隙覆盖在支架表面，形成上皮化。②第二代支架，由镍钛形状记忆合金丝编织成网状。其最大的优点是置入容易、支撑力强，管径可达12毫米，术后不影响膀胱镜检查；其网丝紧贴尿道黏膜且稍凹陷，易被尿道黏膜覆盖，不易形成结石，可以长期使用。

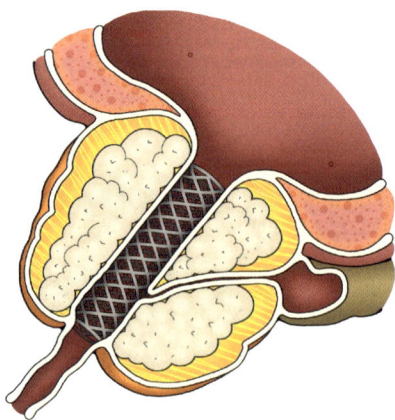

图26　前列腺支架置入

总之,前列腺支架具有操作简便;无须全麻或区域麻醉;适合高危患者;术中或术后出血少;术后患者恢复快;支架容易取除,不影响其他方法治疗;术后一般无逆向射精和性功能障碍;不影响前列腺特异性抗原等优点,是治疗前列腺增生症安全而有效的方法之一。

29. 前列腺记忆合金支架有何优缺点? 适合怎样的患者?

前列腺形状记忆合金支架是用生物相容性好的镍钛形状记忆合金丝编织成的筒状支架,因为支架的网丝在膨胀后紧贴尿道黏膜且稍凹陷,易被尿道黏膜覆盖,不易形成结石,无感染和支架移位发生,可以长期使用。而且,这种支架还很容易取出,只要找到支架远端的编织起始点,将金属丝起始端拉出尿道,如同拆编织的毛衣一样,可以连续不断地拉出金属丝,支架即被取出。这种支架还有内径大的特点,有利于解除尿路梗阻,又便于膀胱镜检查。还有一种非网状支架,是记忆合金螺旋支架(图27),特点是该支架与前列腺部尿道黏膜连接得更紧密,支架不会镶嵌到尿道黏膜里面。

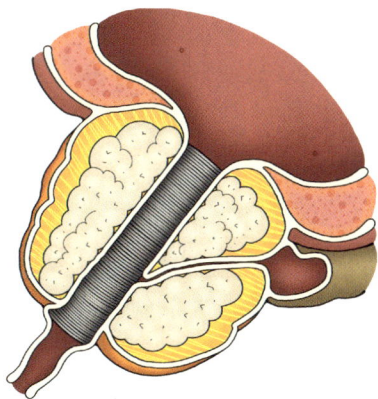

图 27　前列腺记忆合金螺旋支架置入

前列腺形状记忆合金支架适于不宜手术或拒绝手术的高危前列腺增生症患者。但急性尿路感染、低张力或无张力膀胱、膀胱癌、尿道狭窄或膀胱颈痉挛、前列腺中叶明显增生、前列腺部尿道过短、有经尿道前列腺电切史,膀胱刺激症状明显者,均不适于前列腺支架治疗。术后患者可自行排尿。可能出现尿急、尿频或会阴部不适,这主要是因为支架的局部异物反应,一般在 8 周内症状逐渐消失。所以,术后 2 个月应避免会阴部的剧烈活动,如骑自行车等。另外,当支架放置较长时间后,如会阴部不适,出现尿路感染、顽固的排尿刺激症状,应来医院检查并接受治疗,必要时,需取出前列腺支架。

30. 前列腺蒸汽消融术如何做? 适合怎样的患者?

最近,由美国波士顿科学公司推出一种治疗前列腺增生的微创治疗方法,采用 104℃的水蒸气对前列腺组织进行消融,利用高温使前列腺组织坏死后坍陷,从而拓宽前列腺部尿道(图 28)。该术式的特征是手术时间短,5～10 分钟即可完成,出血少,没有尿失禁的风险。需要留置导尿管 4～7 天。

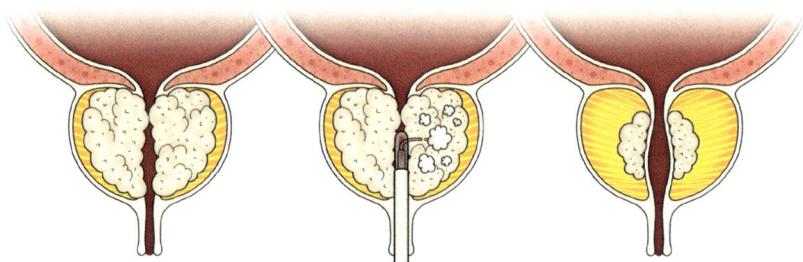

1. 增生的组织压迫尿道　2. 导针经尿道注入热蒸汽　3. 增生组织被人体吸收,排尿通畅

图 28　前列腺蒸汽消融术

适宜的患者:①年龄＜65 岁,对性功能有要求者;②年龄＞80 岁,身体虚弱合并疾病多,特别担心尿失禁的患者;③前列腺体积 30～60 立方厘米;④中叶不能过于突出;⑤必须排除前列腺癌。

31. 双侧睾丸切除治疗前列腺增生的机制是什么?

因为前列腺是雄激素依赖性器官,也就是说,前列腺的成长、发育、解剖结构与功能的维持都需要睾丸供给适当水平的雄激素。一旦缺乏雄激素,前列腺就会发生萎缩和细胞凋亡。睾丸是男性雄激素最大的生产"基地",睾丸在前列腺增生症的发生中起着很大的作用。如果将双侧睾丸切除,就能使体内雄激素水平降低,前列腺就会发生萎缩和细胞凋亡,以达到治疗前列腺增生症的目的。

根据这个理论,将双侧睾丸切除术应用于一些年老体弱、不能耐受开放性手术的患者,有利于解除前列腺增生引起的尿道梗阻。但是,近来发现,一方面,雄激素在老年人功能代谢和生活质量方面发挥重要的作用;另一方面,双侧睾丸切除术导致的雄激素水平降低会加快患者的衰老过程。因此,一般不主张用双侧睾丸切除术治疗前列腺增生症。

32. 什么是经尿道前列腺切开术?

经尿道前列腺切开术(transurethral incision of the prostate,TUIP)也是一种腔内泌尿外科手术。经尿道前列腺切开术的操作方法与经尿道前列腺电切术基本相同,但要求比经尿道前列腺电切术低。它是通过电切镜用电切襻在6点处在前列腺上切开一条通道(近端膀胱颈部,远端达精阜),近端显露内括约肌纤维,远处达包膜。但只在前列腺6点(或4点、8点)处切开,而前列腺的其他部分不予切除。经尿道前列腺切开术与经尿道前列腺电切相比,有手术时间短、出血和并发症少等优点,特别适合于老年高危而不能接受开放性手术和经尿道前列腺电切手术者。但经尿道前列腺切开术的切除范围不如经尿道前列腺电切彻底。

经尿道前列腺切开术的适应证:①排尿梗阻症状明显而药物治疗无效者;②有一次以上尿潴留者;③尿流率在10毫升/秒以下者;④反复尿路感染不能控制者;⑤有输尿管反流,肾盂积水者;⑥担心阳痿和逆行射精者;⑦不适合开放性手术或经尿道前列腺电切手术的患者;⑧有膀胱结石、疝等合并症者。

前 列 腺 癌

33. 确诊前列腺癌后要马上治疗吗? 不治疗会怎样?

确诊前列腺癌后需要尽早看医生,医生会根据肿瘤的分级、分期和危险程度,采取观察、手术治疗、放疗或/和内分泌治疗等方式处理。如果前列腺活检病理 Gleason 评分 7 或者 8 分、前列腺特异性抗原<20 纳克/毫升、患者的年龄<75 岁、没有手术禁忌证,可施行根治性前列腺切除术。如果前列腺活检病理 Gleason 评分 6 分,前列腺特异性抗原值偏高,患者只需要密切观察,定期随访前列腺特异性抗原;年龄比较大的患者,没有症状,可不给任何治疗,予以密切观察。而如果前列腺活检病理 Gleason 评分 8 分或者>8 分、前列腺特异性抗原>20 纳克/毫升,则提示前列腺癌恶性程度高,侵犯周围组织和转移发生率高,需要进一步检查和临床积极干预,如内分泌治疗等;如果不治疗,前列腺癌会迅速进展和远处转移(如转移到骨、肺、肝、脑等重要脏器),危及生命。

34. 所有的前列腺癌都可以进行根治性手术吗?

不是所有的前列腺癌都适合进行根治手术。是否适合做根治术,需要评估以下几点:①肿瘤本身的状况,所处的阶段及临床分期。前列腺癌局限在前列腺以内,可以选择根治术;前列腺癌侵犯到前列腺之外,有一部分较早期的也可以选择根治术。如果手术后病理检查结果显示癌侵犯包膜外,要做辅助内分泌治疗,疗效也比较好。如果前列腺癌侵犯到精囊,或其邻近组织如膀胱颈,但没有侵犯尿道括约肌或没有与盆壁固定,癌体积较小,经过医生的严格筛选后可以行根治术。目前主张对淋巴结转移患者做根治手术,术后加做辅助治疗如内分泌治疗或放疗等,可延长患者生命。②患者的身体状况,没有严重的心、肺疾病,预期寿命>10 年是做根治性手术的前提。③所在医院的医疗水平及医生是否有能力行前列腺癌根治手术。

35. 晚期前列腺癌完全失去手术机会了吗?

晚期前列腺癌包括局部进展性前列腺癌和转移性前列腺癌,前者指肿瘤侵犯到前列腺器官外或已有区域淋巴结转移,后者包括寡转移(转移灶<5 个)和多发转移(转移灶>5 个)。

2014 年之前,欧洲泌尿外科协会(European Association of Urology,EAU)指南一直推荐放疗或雄激素剥夺治疗(androgen deprivation therapy,

ADT)作为局部进展性前列腺癌的一线治疗方案,晚期前列腺癌将失去肿瘤切除机会。然而,近年越来越多的研究结果表明,前列腺癌根治术在局部进展性前列腺癌治疗中占有重要地位,术后将使患者获得较大的收益,术后患者血清前列腺特异性抗原控制佳,可带来更低的肿瘤复发和肿瘤相关死亡的风险,并有更好的生存质量。这说明根治手术在局部进展性前列腺癌中的作用被认可。欧洲多项荟萃分析和回顾性分析均证实,根治手术可有效延长前列腺癌患者总体生存期和无疾病进展生存期。

最新的研究又表明,只要患者身体条件允许,对于既往认为失去根治性手术机会的转移性前列腺癌患者(转移灶<5 个),可以行前列腺癌根治术,较以前保守治疗将为患者带来更大的获益。一方面,最大限度地切除肿瘤,减少肿瘤负荷,延缓晚期前列腺癌患者的转移时间;另一方面,减少前列腺癌患者副瘤综合征,同时原发灶的切除也使其他的治疗方法更为有效。

36. 前列腺癌机器人手术、腹腔镜手术、开放性手术哪个更好?

无论是选用开放性手术、腹腔镜手术,还是机器人手术,前列腺的解剖结构是不变的,前列腺癌根治术的目标也是不变的。通过外科手术切除包括两侧精囊、输精管及全部前列腺组织(部分患者还会做淋巴结清扫)(图 29),达到根治性切除的目的。所以,三种手术方法的切除范围和适应证都是一样的,区别只是外科医生所采用的工具不同。

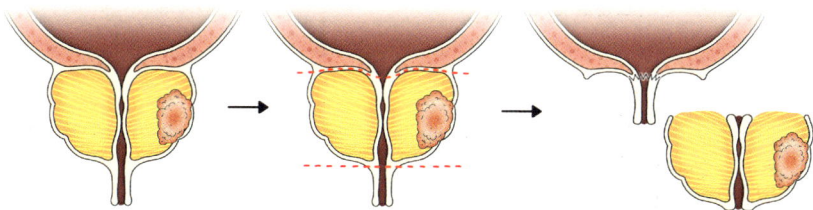

图 29   根治性前列腺切除术

前列腺位于盆腔的底部,解剖受骨盆的限制,位置深、周围空间小,手术视野差、难度大。同时,前列腺周围的解剖结构复杂,与患者术后控尿功能的恢复密切相关。前列腺解剖位置使手术暴露较困难,且操作空间非常狭小,腹腔镜手术与开放手术相比,腹腔镜的视野依靠一个可以伸进腹腔的高清摄像头,很好地解决了手术暴露的问题。外科医生原本难以用眼睛看清很深的盆腔,同时腹腔镜的操作器械(剪刀、镊子等)与开放性手术的传统手术器械不同,而是将传统手术器械变细、变小、变长,使得外科医生手持器械就可以在腹腔内操作,并通过在腹部建立的几个通道延伸到手术区域,很好地解决了开放手术中的空间问题。机器人比较腹腔镜的优势:①10～20倍视野放大、三维成像,这样使医生看得更清楚,操作更精细;②机械臂7级力矩控制,360°旋转,腕部540°转动,解决了腹腔镜器械的功能死角,并大大增强了腹腔镜器械的可操控性,其实机器人就是一个"升级版的腹腔镜"。③机器人手术已经开展了20多年,在我国最早使用的达芬奇机器人,已经证明它是安全可靠的手术方式。无论在国外还是国内,机器人手术(图30)是前列腺癌根治术的主流方法。目前机器人手术只是机器人辅助腹腔镜外科手术(robot assisted laparoscopic surgery,RALS),机器人还没有达到完全智能化,在手术中起辅助作用。机器人手术的技术越来越成熟,手术时间缩短、出血更少、恢复更快,已经被医患双方广泛接受。

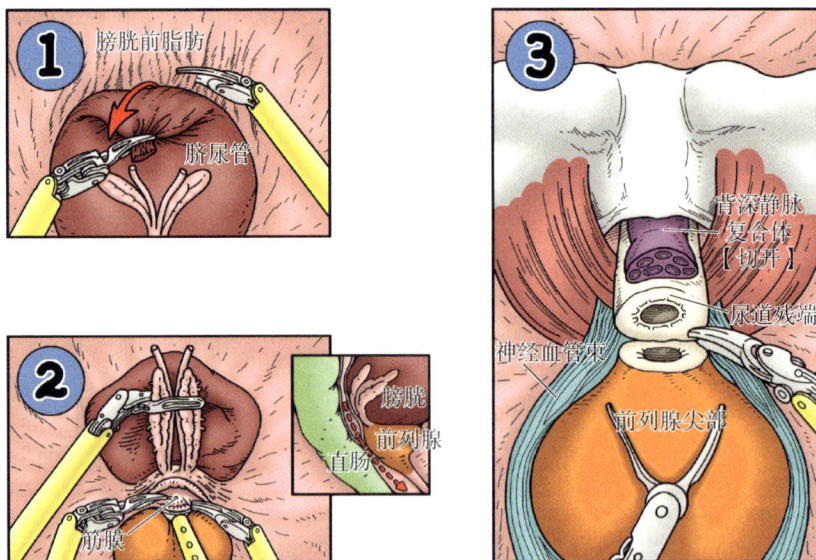

图30　机器人前列腺癌根治术

37. 什么是根治性前列腺切除术?

1866 年 Kiicher 首先创立了经会阴根治性前列腺切除术（radical prostatectomy，RP），1904 年 Young 对这一手术方式做了改进，此后该手术逐渐得到推广。20 世纪 50 年代后，Patric Walsh 等创立了经耻骨后前列腺根治性切除术，并提出"解剖性前列腺癌根治术"，使之更易于掌握，现已为大多数泌尿外科医生所采纳。根治性前列腺切除术是一种死亡率低（0～1.7%）、患者可耐受的手术，术中并发症少，如直肠、输尿管损伤发生率仅为 0～3%，但 90% 的患者术后可发生勃起功能障碍，以及部分患者出现持续性尿失禁，因此许多前列腺癌患者都不愿接受该手术治疗，影响了这项手术的普及和推广。

经会阴根治性前列腺切除术包括整个前列腺、两侧精囊、输精管及盆腔淋巴结切除。此手术适用于 73～75 岁以下、全身情况较好、病灶局限、T_2 期以下的肿瘤患者，可提高部分患者的生存率。经会阴根治性前列腺切除术在 T_2 期以下的高分化肿瘤患者中，3 年和 7 年生存率均为 98.3%；中分化肿瘤患者的 3 年和 7 年生存率分别为 90.4% 和 85.9%；低分化肿瘤患者的 3 年和 7 年生存率则分别为 84.8% 和 54.4%。前列腺包膜边缘癌细胞阳性者 5 年生存率为 94%、10 年生存率为 81%、15 年生存率为 45%。两侧精囊受浸润者的 5 年生存率为 86%、10 年生存率为 38%、15 年生存率为 38%。如果手术和其他辅助治疗同时进行，则可以提高患者的生存率。

38. 什么是保留性神经的前列腺癌根治手术?

研究发现，经会阴根治性前列腺切除术后发生勃起功能障碍的原因主要是手术损伤了支配阴茎海绵体勃起的盆腔神经丛。在此基础上，医生对手术做了改进，保留了支配阴茎海绵体灌注勃起功能的自主神经，大大减少了勃起功能障碍的发生率。在一组 320 例前列腺癌患者中，手术后 1 年内 74% 的患者恢复了正常性生活能力。他们认为随着术后恢复期延长，会有更多的患者恢复阴茎勃起的能力。

39. 前列腺癌根治术后出现勃起功能障碍怎么办?

　　勃起功能障碍是前列腺癌根治术后仅次于尿失禁的第二位常见的并发症。影响因素较多,主要有年龄、术前性功能和性生活质量、合并症、肿瘤侵袭范围、手术对影响勃起的阴茎海绵体神经的损伤等。特别是海绵体细胞凋亡和神经功能弃用是术后勃起功能障碍发生的关键因素。为了达到根治前列腺癌的目的,有时不可避免会损伤阴茎海绵体神经,即便在术中有非常满意的神经保护措施,部分患者术后也不可避免地发生勃起功能障碍。

　　如出现勃起功能障碍应注意:①患者对于勃起功能障碍的正确认知;②患者或配偶的精神焦虑和压抑;③患者或配偶对于治疗的期望值;④配偶身体和情感上对于重新开始正常性生活的准备;⑤采用性辅助治疗对于配偶之间的意义及配偶之间非性关系的生活质量。

　　治疗药物:首选口服药物西地那非。西地那非为一种高选择性 5 型磷酸二酯酶抑制剂,其作用于阴茎海绵体平滑肌组织,能产生满意的阴茎勃起功能。西地那非对保留性神经的患者的有效率为 35%～75%,而对无神经保留患者的有效率不足 15%。其次,在服药基础上可以加用负压勃起装置辅助治疗,以提高疗效。但是仍有 30%～50% 的患者在 1 年内中断这项治疗,说明辅助治疗对于长期提高性功能的适应性仍然不够。

40. 前列腺癌根治术后,是否还需要其他辅助治疗?

　　对于早期前列腺癌患者,其最佳治疗方案为前列腺癌根治术。但是,很多患者在手术后的病理检查中发现肿瘤已非局限前列腺内部,而是突破前列腺包膜,甚至侵犯精囊、膀胱颈,或者手术切除标本的切缘出现癌细胞。这些情况提示体内有肿瘤的残留可能,对这些患者就需要行辅助治疗。前列腺癌是一种雄激素高度依赖性的肿瘤,如果能够在术后施行激素治疗,阻断雄激素对癌细胞的营养作用,有望达到"亡羊补牢"的功效。所以术后的辅助治疗往往也选择内分泌治疗的手段。研究证实,术后病理提示 T_3 期肿瘤是辅助治疗的最佳适应证。另外,部分 T_2 期但病理证实淋巴结转移也是实行术后辅助治疗的适应证。辅助治疗是用内分泌药物使患者体内的睾酮达到去势水平,比如采用雄激素剥夺治疗(ADT)。从广义上来说,只要术后采用某种治疗能够进一步清除体内可能残留的癌细胞,这种治疗就称为前列腺癌根治术后的辅助治疗。就此而言,如果术后补充进行放疗或者化疗,也是另一种辅助治疗。

41. 前列腺癌患者在等待手术期间,该注意哪些事情?

前列腺癌根治术是泌尿外科手术中最大的手术之一。手术对患者的心理和生理都会产生较大的压力,而且由于前列腺癌患者多为老年人,身体各器官功能均有下降,甚至有的患者合并有心、肺、脑等疾病,因此,手术前适当的准备十分必要。

首先,应该有一个良好的心态,避免过度焦虑。任何人知道自己得了癌症,担心的心情是肯定会有的。但是,过分的紧张和焦虑是不可取的,"既来之,则安之",树立战胜疾病的信心是非常重要的。

其次,平时有心、肺或其他系统内科疾病的患者应该到内科医生那里进行对症治疗,如高血压患者一定要把血压控制在一定范围之内、糖尿病患者要严格控制好血糖等。对于服用阿司匹林等抗凝药物的患者,要求术前至少停药1周,以免术中、术后出现不易控制的出血。

最后,保持良好的生活习惯也十分要紧。有吸烟习惯的患者,要手术前戒烟至少2周。不要饮酒。不要进补各种中药或者膏方,保持正常健康的饮食。

总之,疾病的治疗不是从进手术室才开始,而是在等待手术的时期就已经开始。在术前将自己的心理和生理调整到一个相对较好的状态,对于疾病的治疗会起到事半功倍的效果。

42. 前列腺癌手术后如何进行随访?

(1) 术后1个月来门诊第一次随访,需要检测项目:①前列腺特异性抗原;②尿常规;③超声,包括肾脏、输尿管和膀胱。此外,向医生报告排尿情况(排尿是否通畅、有无尿失禁)和阴茎勃起情况等。

(2) 术后6个月内,需每月定期检查前列腺特异性抗原水平。如果前列腺特异性抗原水平稳定降低至 0.2 纳克/毫升或者更低,以后可每 3 个月查一次前列腺特异性抗原,直至前列腺特异性抗原再度升高超过 0.2 纳克/毫升。或稳定低水平直到术后 2 年,然后每 6 个月检测一次前列腺特异性抗原水平。

(3) 如果术后 1 个月后,前列腺特异性抗原检测超过 0.2 纳克/毫升,预测有部分肿瘤残留,需要增加辅助内分泌治疗。据文献报道,前列腺癌根治术后的肿瘤残留发生率(切缘阳性)高达 50%,这类患者均需要术后辅助药物治疗(如内分泌治疗、化疗、分子靶向治疗、分子免疫治疗)或辅助放疗。

(4) 定期检查胸片、超声、盆腔 MRI、胸腹部 CT、核素骨扫描等。如发现有转移病灶,需增加辅助治疗。

43. 什么是前列腺癌生化复发? 需要马上治疗吗?

生化复发是指局限性前列腺癌在接受根治性治疗手段并完全康复后,连续监测前列腺特异性抗原,发现前列腺特异性抗原逐渐升高的情况。诊断标准统一为经会阴根治性前列腺切除术后出现连续 2 次前列腺特异性抗原>0.2 纳克/毫升,或者根治性放疗后连续 2 次测得前列腺特异性抗原值升高大于治疗后的最低值 2 纳克/毫升。发生生化复发是前列腺癌进展发生临床局部复发和远处转移的前兆,患者需要进一步行全面的全身评估,以判断是否已发生临床复发。此时,影像学上可未发现复发或转移病灶。如果发现远处转移,则定义为前列腺癌临床转移复发;如未发生远处转移,而前列腺部位穿刺活检见到癌,则定义为临床局部复发。

生化复发后是否需要立刻治疗不是一个简单的决定,需要结合具体情况,甚至需要泌尿外科、病理科、放射科、肿瘤科医生多学科会诊决定。医生需要考虑的原则是,患者的生化复发是否一定会导致远处转移及增加前列腺癌相关死亡。如果仅仅是前列腺特异性抗原生化复发,不是一定会导致转移和死亡。医生面临的挑战在于要分析这种可能性的大小,一方面,要尽力延缓和阻止转移和死亡;另一方面,也不能过度治疗,增加相应的不良反应。

治疗原则:前列腺特异性抗原生化复发后,先要诊断清楚,是局部复发还是远处转移。如果是远处转移,则需立刻接受内分泌治疗;如果是生化复发,需要判断可能导致远处转移和死亡的危险程度。可结合术后的危险度(前列腺特异性抗原指标、病理分级、分期）及术后前列腺特异性抗原的动力学变化（前列腺特异性抗原倍增时间、生化复发距离手术的时间）进行判断。如果危险度低，则可等待观察或者单纯性挽救性放疗，不需要内分泌治疗。如果危险度高，则不仅需要挽救性放疗，而且需要加上内分泌治疗。前列腺癌生化复发预后，根据术前分期、术后 Gleason 评分、前列腺特异性抗原指标和治疗措施合理性、及时性来确定，及时诊断，早发现、早治疗，以延长患者生存期，改善生活质量。

44. 生化复发了，是否就是肿瘤复发，还能活多久？

前列腺根治术后和放疗后分别有 27% 和 53% 的患者会发生生化复发。生化复发并不意味着就是肿瘤复发，它有可能在将来发展至临床复发。这个过程可能很久，也可能很快，与个体差异有关。如果对激素敏感的话，患者的生存期会很久，甚至超过 10 年。前列腺癌生化复发后需要考虑进行化疗及联合其他的内分泌药物进行治疗。如果及时治疗，可能会延长患者的生存时间，只是具体的时间不能够确定，需要看治疗的情况，而且每个人的身体素质不一样，病情的发展也不一样。

45. 前列腺癌手术后前列腺特异性抗原下降少是怎么回事？

前列腺特异性抗原是术后非常重要的监测肿瘤发展情况的指标之一。通常成功的前列腺癌根治术后 3 周检测前列腺特异性抗原几乎为 0。如果术后前列腺特异性抗原指标仍然较高，说明体内仍有产生前列腺特异性抗原的组织，也就是残留的前列腺癌病灶。可能存在以下原因：①术前肿瘤的临床分期被低估，导致手术切除不彻底。因为手术前的分期主要依据 MRI 或 CT 检查，但这些影像学检查只能大致判断肿瘤的范围，有时候图像上显示正常的组织其实已经有癌细胞浸润。②术前已经有淋巴或远处转移。这同样是术前对肿瘤生长情况评估不足的问题。只有当肿瘤生长到一定的大小，影像学检查才能发现病变。而有时候癌细胞虽然已经有远处器官的转移或者淋巴结转移，但是不一定能在 MRI 等检查的图像上表现出来。

前列腺癌根治术后一旦发现前列腺特异性抗原仍然很高,也不用特别紧张,应当向医生提供详细的手术前后的资料,耐心、仔细地听医生分析病情,寻找前列腺特异性抗原仍然较高的原因,然后再采取补救治疗措施。可采用内分泌治疗或外放射补充治疗。

46. 前列腺癌根治手术后为何仍要打针吃药?

内分泌治疗是前列腺癌治疗的最常用手段。由于前列腺癌对去势和抗雄激素药物常常是敏感的,应用药物包括注射促黄体生成素释放激素类似物(LHRH - a)和口服非甾体抗雄激素药,两者结合可达到最大限度雄激素阻断(maximal androgen blockade,MAB),能控制前列腺癌细胞的生长或治疗残余肿瘤细胞,提高生存率。针对患者不同的情况所选的方案是不同的。

对于部分病理分期为Ⅱ期和Ⅲ期的患者,在行经会阴根治性前列腺切除术前,为了缩小肿瘤、降低临床分期、降低前列腺切缘阳性率,先给患者行内分泌治疗,称之为新辅助内分泌治疗。对于部分根治性手术后或根治性放疗后患者,手术后病理发现手术切缘阳性、局部淋巴结阳性或伴有前列腺癌高危因素(前列腺特异性抗原>20 纳克/毫升,Gleason 评分>7 分),予以内分泌治疗,称之为辅助内分泌治疗。目的是治疗残留肿瘤,提高生存率。这些都是前列腺癌根治术后患者还需要打针、吃药的原因。一般内分泌治疗 18 个月,每 3 个月检查一次前列腺特异性抗原。

47. 患者不能耐受前列腺癌根治术怎么办?

前列腺癌患者不能手术有几种情况:①患者患有其他严重的疾病,不能够承受前列腺癌根治性手术,对于这类患者可以采用放射性粒子[125]碘植入。②有些患者不愿意做根治手术或者放射性粒子植入手术,可以采取根治性外放射治疗,达到控制前列腺癌的目的。③绝大多数晚期前列腺癌患者是不能进行前列腺癌根治术的,目前采用内分泌治疗或者加外放射治疗,同样可达到良好的疗效。④对于一般情况差的早期或局部进展性前列腺癌,还可采用冷冻、射频及高强度聚焦超声等消融术式,统称局部能量治疗。

48. 前列腺癌根治手术会有哪些风险？

前列腺癌根治手术可能会引起多种并发症，严重者可能危及生命。但严重并发症的发生率较低，且与患者的一般情况及术者的经验有关。具体而言，除了一般手术所共有的风险（心脑血管意外、麻醉意外、切口感染等）外，主要的风险有术中大出血、直肠损伤、术后阴茎勃起功能障碍、术后切缘阳性、永久/暂时性尿失禁、膀胱尿道吻合口狭窄、尿道狭窄、深部静脉血栓、淋巴囊肿、尿瘘、肺栓塞等。腹腔镜前列腺癌根治术还可能出现沿切口种植转移、转行开腹手术、气体栓塞、高碳酸血症等。另外，在进行盆腔淋巴结清扫术时，有可能不慎损伤闭孔神经，术后患者会出现行走异常等情况。

49. 切除睾丸能治疗前列腺癌吗？

睾丸切除手术也是治疗前列腺癌的方式之一，起到内分泌治疗的作用。

前列腺癌细胞的生长与雄激素密切相关，它是一种雄激素依赖的生长方式。而睾丸是产生雄激素的主要器官，男性体内约95％的雄激素由睾丸产生，切除睾丸能很大程度上阻断雄激素的产生，从而限制肿瘤生长。因为切除睾丸后，前列腺癌细胞处于几乎无雄激素的环境，易发生癌细胞凋亡甚至死亡，达到减小癌肿、缓解症状的作用。睾丸切除术对于晚期前列腺癌、患者拒绝或无法耐受根治性手术者是一种治疗方法，有时也是根治术前后的一种辅助治疗。

50. 接受睾丸切除手术后为何要口服抗雄激素药物？

睾丸是男性雄激素最主要的来源，占总量的95％；如果睾丸被切除的话，将会阻断男性体内的雄激素。其余的5％雄激素是由肾上腺或者其他的腺体分泌产生。对于病情比较严重的患者，阻断睾丸分泌雄激素的同时，患者需要服用抗雄激素药物，这些药物可以使患者体内的雄激素不能与肿瘤受体相结合，使肿瘤得不到剩下5％的雄激素，起到最大限度雄激素阻断的治疗作用。

51. 抗雄激素受体药物治疗前列腺癌的机制是什么?

抗雄激素(antiandrogen)是指在靶器官受体水平拮抗雄激素,主要为雄激素受体拮抗剂(antagonist)。实际上往往把抑制雄激素生物合成和代谢、抑制促性腺激素的物质,只要它们能减少雄激素的产生和功能的,均被列为抗雄激素。根据化学结构将抗雄激素分为甾体和非甾体两类。非甾体抗雄激素类药本身没有激素活性,治疗前列腺癌效果较好,且可保持患者的性欲及性功能。抗雄激素受体药能与前列腺癌细胞核的雄激素受体结合,具有强亲和力,形成受体复合物,从而阻断细胞核对雄激素(睾酮及双氢睾酮)的摄取及受体-雄激素复合物的形成,作用于依赖雄激素的性器官,抑制前列腺和精囊的发育与生长。抗雄激素没有孕激素和抗孕激素作用,亦没有雌激素和抗雌激素作用及抗下丘脑促性腺激素释放激素的作用。抗雄激素与手术去势或药物去势联合应用,可以最大限度阻断雄激素对前列腺癌的作用。适用于晚期前列腺癌或早期前列腺癌而预期寿命较短的患者。

52. 应用抗雄激素受体药物有什么注意事项?

抗雄激素受体药物在细胞水平与雄激素受体结合,竞争性地抑制雄激素对前列腺癌的作用。同时,也在细胞水平竞争性抑制雄激素对下丘脑的负反馈抑制作用,继之可引起下丘脑分泌促性腺激素释放激素(GnRH)增加及垂体分泌黄体生成素(LH)增加,最终刺激睾丸分泌大量睾酮。睾酮过度产生不但可以抵消抗雄激素受体药物的部分疗效,而且还可以在血液循环中大量转化为雌激素。因此,在临床上服药初期要加用促黄体生成素释放激素类似物。因为促黄体生成素释放激素类似物[如亮丙瑞林(leuprorelin)、戈舍瑞林(goserelin)]可以抑制垂体分泌黄体生成素,抑制睾丸分泌睾酮的能力,消除药物所致睾丸大量分泌睾酮的作用。

在临床使用过程中,患者会产生一些不良反应,其中主要有乳房疼痛、男性女性化乳房发育、胃肠道反应(如食欲降低、胃部不适、呕吐、腹泻等症状)、少数患者可发生谷丙转氨酶(GPT)升高和勃起功能障碍。一般在治疗结束后,这些不良反应会逐渐消失。在治疗过程中,可给予对症治疗。如症状难以忍受,应该终止使用。

53. 睾丸切除和注射抗雄激素类药物哪个更好? 各有什么优缺点?

去势治疗又称雄激素剥夺治疗(androgen deprivation therapy,ADT),是前列腺癌内分泌治疗最常用的方法之一。常见的去势治疗方法分为通过外科手术切除双侧睾丸和采用药物去除人体内的雄激素。这两种方法对于前列腺癌患者的治疗各有利弊。

手术去势的优点:手术创伤较小,操作较为简单,患者一般均能够耐受手术操作;术后雄激素下降迅速,可以迅速发挥去势治疗作用;治疗费用比较低,不需要长期进行药物治疗。缺点则是患者无法接受双侧睾丸切除术后带来的心理阴影;手术去势可导致不可逆的性功能丧失。

注射抗雄激素类药物是目前临床上常用的去势治疗,它逐渐被广大患者所接受。临床常用药物为促黄体生成素释放激素类似物,如戈舍瑞林、亮丙瑞林、曲普瑞林(triptorelin)等,都可以有效、持续地降低血睾酮至去势水平。药物去势的优点:用药较为安全、无创,仅需皮下注射即可;无手术创伤刺激,解除了睾丸切除术带来的心理阴影;无明显的用药不良反应。其不足之处有:用药初期可能会导致睾酮一过性增高,需要加服非甾体抗雄激素类药物;药物需要作用一段时间后才能使睾酮达到去势水平;药物需要长期应用,费用相对较高。

54. 注射抗雄激素类药物治疗如何选择针剂? 用药期限多久?

在内分泌治疗中,使用促黄体生成素释放激素类似物,如亮丙瑞林、戈舍瑞林、曲普瑞林,均为皮下注射,每4周注射1次,目前有1个月一次的剂型,也有3个月一次的剂型。较多文献建议长期持续治疗,一般治疗时间为18个月或更长。

55. 内分泌治疗中为何经常出现阵阵脸红、发热、出汗等?

在前列腺癌的内分泌治疗中,患者常出现阵发性脸红、发热、出汗等潮热表现,这是最常见的不良反应,不用过于担心。在内分泌治疗中,使用促黄体生成素释放激素类似物早期能刺激垂体分泌黄体生成素,黄体生成素能促进睾丸间质细胞分泌睾酮,而促黄体生成素释放激素类似物的长期、大量存在会抑制垂体性腺轴,使得血清中黄体生成素、卵泡刺激素、性激素水平下降,从而睾酮水平下降,达到去势水平。而潮热的产生一方面是由于雌激素水平降低,使得血管收缩功能不稳定;另一方面,性激素的缺乏会导致下丘脑的负反馈机制发生改变,内源性的多肽分泌下降导致儿茶酚胺分泌增加,刺激附近的下丘脑体温调节中枢使得机体有潮热感。此外,如果是采用最大限度雄激素阻断治疗,非甾体抗雄激素药比卡鲁胺(bicalutamide)也会产生潮热的不良反应。潮热是大多数患者可以接受的不良反应,少许严重的潮热影响患者的工作和生活,需要进行治疗。除了建议平时避免辛辣刺激性食物的摄入,另外可以服用孕激素、雌激素、醋酸甲羟孕酮等治疗,也可尝试针灸治疗。低剂量的雌激素对缓解潮热有效。也可以选择间歇性内分泌治疗,在间歇期潮热得到缓解,有较高的生活质量。

56. 前列腺癌放疗可以代替根治性手术吗? 有何优缺点?

前列腺癌患者不能手术有几种情况,首先就是本身患有其他疾病,不能够承受前列腺癌根治性手术。有些患者可以采用放射性粒子置入或者采用外放射治疗,达到前列腺癌治愈的目的。有些晚期前列腺癌患者也可以进行外照射治疗,达到控制前列腺癌的目的。

放疗的优点:可以避免手术创伤,对于年老体弱或者因为同时患有其他严重疾病而无法手术者,放疗是治疗肿瘤非常有效的方法。同时,由于没有手术损伤,术后尿失禁、性功能障碍发生的概率也明显降低。

放疗的缺点:由于肿瘤病灶未切除,给患者带来焦虑情绪;放疗所特有的一些不良反应(后详述);无法获取肿瘤病灶,从而无法对肿瘤进行精确分期,也无法获得周围淋巴结转移受累情况;治疗周期较长,常用放疗方案需要持续6～7周,一般在25～28次;有的患者无法忍受放疗可能带来的脱发、身体疲乏等痛苦;放疗常使前列腺特异性抗原无法降至更低水平,会给患者带来一定的精神压力。前列腺偶发癌放疗,因为是局部照射治疗,不良反应通常出现在局部,最常见的是放射性膀胱炎及放射性直肠炎。放射性膀胱炎主要表现为尿频、尿急、血尿等症状，而放射性直肠炎通常会有大便性状改变，发生率不会特别高。如果急性期出现以上症状后，在放疗结束后 3 周内，绝大多数患者的不良反应都能得到缓解，属于可逆变化。而放疗远期并发症一般是便血，也是放射性直肠炎的表现。但是只有不到 1% 患者出现严重便血，需要去急诊干预，所以放疗的不良反应在可接受范围之内。

57. 前列腺癌根治术后为何还需要放疗？

前列腺癌患者术后是否需要进行放疗，与病理情况相关，主要包括：①切缘阳性，表明可能有部分肿瘤残留在切缘，一般需进行放疗；②肿瘤突破前列腺包膜或精囊受侵：肿瘤突破前列腺包膜或侵犯直肠等其他器官，可能会有肉眼观察不到的肿瘤细胞残留于人体内，需接受术后放疗；③Gleason 评分较高，一般 Gleason 评分＞8 分，患者比较容易出现复发情况，建议患者术后进行放疗；④盆腔淋巴结转移，患者出现局部复发的概率较高，一般需进行术后放疗。

58. 什么叫雄激素非依赖性前列腺癌？

大多数前列腺癌都是由种群不同的雄激素依赖性和雄激素非依赖性的肿瘤细胞所组成。早期前列腺癌的细胞类型往往以雄激素依赖性细胞为主，当患者接受内分泌治疗以后，肿瘤中的雄激素依赖性细胞就大量、快速地凋亡，只剩下原先在肿瘤中仅占很小比例的雄激素非依赖性肿瘤细胞，并增殖生长成为肿瘤的主要细胞类型。这种细胞对雄激素治疗不敏感，但对二线激素治疗仍有效，这种前列腺癌被称为雄激素非依赖性前列腺癌。

59. 前列腺癌骨转移骨痛难忍，内分泌治疗无效怎么办？

骨转移为前列腺癌主要的晚期表现，是肿瘤骨转移所致，因此需要多学科协作综合性治疗。内分泌治疗是雄激素依赖性前列腺癌骨转移患者的主要治疗手段。内分泌治疗无效时,病程多进入去势抵抗性前列腺癌,出现骨转移,骨痛难忍。针对这样的患者,可以采取化疗、分子靶向治疗和免疫治疗、双膦酸盐类药物治疗、局部放疗及三阶梯止痛治疗。其中,止痛药物在骨疼痛治疗中具有不可替代的作用,是疼痛治疗的关键及基础性治疗用药。骨转移的疼痛治疗应遵循世界卫生组织的癌症疼痛治疗基本原则,可根据疼痛的分级由弱到强,逐级增加。世界卫生组织的三阶梯治疗方案如下。

第一阶梯:非阿片类药物 ± 辅助药物。代表药物有阿司匹林,其他常用药物有对乙酰氨基酚、吲哚美辛、布洛芬等。

第二阶梯:弱阿片类药物 ± 非阿片类药物 ± 辅助药物。代表药物有可待因,其他常用药物有羟考酮、曲马多等。

第三阶梯:强阿片类药物 ± 非阿片类药物 ± 辅助药物。代表药物有吗啡,其他常用药物有美沙酮等。

60. 前列腺癌治疗有什么最新药物? 靶向治疗有效吗?

靶向药物对于治疗晚期癌症有非常好的效果,它可以快速地杀灭身体内的癌细胞,又不会对正常细胞造成损伤,所以在临床上的应用非常广泛。前列腺癌患者可以使用卡博替尼、舒尼替尼、阿曲生坦等靶向药物进行治疗,可以有效地控制病情,降低疾病复发和转移的概率,从而提高疾病的治愈率,这对于延长患者的生命周期有非常大的帮助。

61. 什么叫抗雄激素间歇治疗?

前列腺癌的内分泌治疗分间歇性内分泌治疗和持续性内分泌治疗。间歇性内分泌治疗是指单独运用药物去势或联合抗雄激素药物进行内分泌治疗时,当血清前列腺特异性抗原值下降至 0.2 纳克/毫升,并维持 3～6 个月以上时间,可以暂时撤除所用的内分泌治疗药物,恢复体内的雄激素水平。等血清前列腺特异性抗原值再次升高至 4 纳克/毫升以上时,重新运用原来的内分泌治疗方案,如此反复。间歇性内分泌治疗可减轻雄激素阻断造成的不良反应,提高患者的生活质量。在间歇期内随着血清睾酮的回升,由雄激素带来的不良反应如潮热、乳房肿痛等治疗相关症状明显改善,且骨痛、尿路症状不因停止治疗而加剧。间歇性内分泌治疗再次使用雄激素阻断药物,发现大部分患者仍然敏感。2015 年,*JAMA Oncology* 中的荟萃分析中提示间歇性内分泌治疗和持续性内分泌治疗对总体生存率、癌症特异性生存率和无进展性生存率无明显差异。间歇性内分泌治疗可作为前列腺癌患者的替代治疗选择。因此,间歇性内分泌治疗有可能延缓疾病进展,至少等同于持续性内分泌治疗,并且不良反应小于持续性内分泌治疗。

62. 什么是前列腺癌的内分泌治疗?

前列腺癌的内分泌治疗包括去势(手术去势或药物去势)和抗雄激素治疗(如比卡鲁胺或氟他胺),或去势 + 抗雄激素治疗。手术去势或药物去势的疗效基本相同。对去势抵抗性前列腺癌可采用二线内分泌治疗或新型内分泌治疗药物(如恩杂鲁胺、阿比特龙、达罗他胺等)。

1941 年,由 Huggins 等发现双侧睾丸切除和用雌激素可以延缓转移性前列腺癌的进展,首次证实雄激素去除的反应性。后来,以内分泌治疗前列腺癌的方法被广泛应用于临床。迄今为止,内分泌治疗是晚期前列腺癌(有淋巴或骨转移)的主要治疗方法。

为了减少胃肠道反应及心血管并发症,可将己烯雌酚口服 1 毫克/天作为标准的内分泌治疗手段。由于雌激素的不良反应较大,包括面部潮红、性欲减退等,近年来采用促黄体生成素释放激素类似物及非甾体抗雄激素治疗来达到去势目的,称为化学性去睾术。促黄体生成素释放激素类似物的作用机制是竞争性同垂体前叶的促黄体生成素释放激素受体结合,从而抑制黄体生成素的分泌,阻断睾丸睾酮的产生,达到去势目的。促黄体生成素释放激素类似物的代表药物:①戈舍瑞林 3.6 毫克,皮下注射,1 次/4 周;②亮丙瑞林 3.75 毫克,皮下注射,1 次/4 周;③曲普瑞林 3.75 毫克,皮下注射,1 次/4 周。这些药物使用方便、安全、不良反应小,并避免了睾丸切除术后患者的心理变态和雌激素治疗引起的水钠潴留、充血性心力衰竭、消化道反应和静脉栓塞,以及心、脑血管意外等并发症,提高了患者的生活质量。

63. 什么是前列腺癌的化疗？

化疗指用药物治疗肿瘤，是前列腺癌内科治疗的一个重要方面。20世纪80年代以后，随着各种不同作用机制的新药涌现，使肿瘤的化疗更为丰富多彩，化疗能根治一些肿瘤的概念也已被普遍接受，人们不再把化疗只看成对晚期肿瘤的姑息治疗手段，而是追求用化疗根治肿瘤。对去势抵抗性前列腺癌应持续保持去势状态，同时采用以多烯紫杉醇、米托蒽醌为基础的化疗。

64. 前列腺癌放疗是怎么回事？

放射治疗是指用放射性同位素产生的射线、X线治疗机产生的普通X线、加速器产生的高能X线，以及各种加速器所产生的电子束、质子、快中子及其他重粒子等来治疗肿瘤。广义的放射治疗包括放射治疗科的肿瘤放射治疗和核医学科的内用同位素治疗。狭义的放射治疗一般仅指前者，即人们所称的肿瘤放射治疗。放射治疗有两种照射方式：一种是远距离放疗（外照射），即将放射源离患者身体有一定距离，射线通过患者体表穿透到达肿瘤的部位，达到治疗的目的；另一种是近距离放疗（内照射），即将放射源密封置于肿瘤内或肿瘤表面，如放入人体的天然腔内或组织内进行照射。

外照射适用于治疗各期前列腺癌。一般采用^{60}钴或高能X线。单独照射前列腺可用前、后及两侧野的四野照射技术。照射野的下界在坐骨结节下缘，侧野的后界一般把直肠前壁包括在内。如需照射盆腔淋巴结时，治疗分两个阶段进行，先照射全盆腔，可用前、后两野照射，上界在腰5与骶1之间，下界在坐骨结节下缘，两侧界在真骨盆外1～2厘米。每周5次，共5～7周。每次剂量1.8～2戈瑞，总量为45戈瑞。局限于盆腔内的前列腺癌外照射治疗后5年生存率为75％，10年生存率为60％；有包膜外侵犯的病例，5年生存率为50％，10年生存率为30％。外照射可作为术后辅助放疗，适用于前列腺偶发癌且病变在Ⅰ期以上；根治性前列腺切除术后切缘不净或肿瘤已穿透包膜；根治性前列腺切除术后复发者。另外，外照射还可对前列腺癌骨转移做姑息性放疗，有良好的止痛效果。其不良反应有尿频、尿急、夜尿、腹泻、勃起功能障碍、膀胱炎和尿道狭窄。

内照射使用的放射源以 ^{125} 碘为主，其他还有 ^{103} 钯、^{192} 铱。插植的途径有经膀胱、经耻骨后或经会阴。它适用于临床Ⅰ、Ⅱ及部分Ⅲ期患者，且肿瘤体积不大、分化较好，没有或只有少数盆腔淋巴结转移的患者。内照射只有轻度不适、手术可在1～2小时内完成。治疗后Ⅰ、Ⅱ期5年生存率≥80％，Ⅲ期为70％。现在，人们可以使用放射性强、作用范围局限而全身放疗总量低的同位素对肿瘤组织实现大剂量放射治疗。放射性胶体 ^{198} 金的最大作用范围为3毫米，是治疗前列腺癌理想的放射源。放射性 ^{198} 金还能沿着体内管道蔓延扩散，消灭早期扩散的肿瘤细胞，故也适用于伴淋巴管、精囊早期浸润及由此而引起的亚临床早期淋巴结侵犯的肿瘤患者。

65. 前列腺癌外照射治疗有哪些方式？有什么特点？

外照射是远距离放疗，即将放射源离患者身体有一定距离，射线通过患者体表穿透到达肿瘤的部位，达到治疗的目的。外照射又称外放疗，采用X线或γ射线通过多个照射野直接照射前列腺及其周围组织。采用三维适形放射治疗（3D－CRT），它应用计算机将射线束聚焦于前列腺区，并把对膀胱和直肠的放射损伤降至最小。三维适形放射治疗又有调强、螺旋断层和质子-重离子放射治疗等。其中，螺旋断层放射治疗（HTOMO－RT）是一种先进的新型外放疗技术。它利用放疗照射与CT同源的影像引导放疗系统，使定位前列腺更加精确，治疗更加精准，肿瘤组织获得的剂量更加高，而肿瘤周围正常组织能够得到更好的保护。近几年，另一项先进的新型放疗技术——质子-重离子放射治疗已经在我国开展。它利用带正电荷的质子（氢）或重离子（碳）经同步/回旋加速器高速进入人体到达特定的肿瘤部位，聚焦释放最大能量，形成"布拉格峰"，杀灭肿瘤细胞，但是它能够有效地保护周围正常组织。质子-重离子放射治疗的特点是治疗精确度高、剂量分布集中、肿瘤治愈率高、不良反应小、对人体伤害小。

66. 前列腺癌冷冻治疗是怎么回事？

冷冻因条件不同可对组织产生两种截然相反的结果。一方面，在一定条件下,冷冻可以保存组织,如保存器官、角膜、皮肤、精子等;另一方面,冷冻又可以破坏组织、杀伤肿瘤细胞。冷冻手术就是利用后一种作用。冷冻治疗肿瘤的机制为细胞内冰晶形成和冰晶的机械性损伤、细胞脱水和皱缩、细胞电解质毒性浓缩和 pH 改变、细胞膜脂蛋白变性、血流瘀积和微血栓形成,以及冷冻免疫效应。与其他手术相比,冷冻治疗具有出血少或无出血、疼痛不明显甚至无疼痛、减少和防止术中癌细胞扩散、冷冻后组织反应较轻、能增强机体免疫反应从而抑制或杀灭残癌细胞的优点。

常用方法为局麻或静脉内全麻下,患者取膀胱截石位,膀胱完全排空并注入 150～500 毫升空气,然后自尿道插入冷冻内镜,做直肠指检以确定冷冻头位置,冷冻持续数分钟。也可切开会阴,显露前列腺直接冷冻。这种治疗可永久地消除小病灶,还能通过免疫方式使远处转移灶缩小。冷冻手术主要适用于那些经挑选的肿瘤范围大、开放手术无法切除者。冷冻手术可以直接抵达原发肿瘤病灶,并有可能完全消除局部肿瘤组织。

主要并发症为暂时性的尿道皮肤瘘。较长时间放置导尿管引流及瘘管刮除术,可使瘘管闭合。冷冻手术后死亡率及并发症的发生率低、手术危险性小,可用于因心肌损害而不适宜手术和年老体弱的前列腺癌患者。据资料称,经会阴冷冻术后,相应分期的前列腺癌患者的生存率与经前列腺全切术后的生存率相同。

67. 前列腺癌免疫治疗是怎么回事?

免疫治疗主要通过一类物质调节和加强机体的免疫功能,或直接显示其细胞毒作用,改变宿主对肿瘤的生物反应状态,从而达到抗肿瘤治疗的目的。目前,由于免疫化学、分子生物学及基因工程技术的发展,已能够借助分离基因或其亚结构并种植到生物细胞中而取得克隆化,将高纯度的细胞因子供临床应用。因此,肿瘤免疫治疗具有广阔的前途,是当前发展迅速、令人瞩目的一个全新领域。由于免疫治疗的含义广泛,对于免疫制剂的分类目前尚无统一的意见,就来源而论,可大致分为微生物类(如卡介苗)、多糖类(如云芝多糖)、高等生物类(如干扰素、白介素、肿瘤坏死因子)等。

现已证实,在前列腺癌的发病早期,患者的免疫功能是低下的,所以近年来前列腺癌的免疫治疗受到重视。有人将前列腺癌组织种植到鼠的体内进行研究，发现应用白介素治疗组的肿瘤体积、质量明显小于对照组，形态学分析表明白介素并不影响肿瘤细胞的形态。因此认为白介素抑制肿瘤的机制可能是通过机体特殊的免疫系统作用于肿瘤。目前尚未见临床应用免疫治疗前列腺癌的大量报道。

68. 什么是前列腺癌基因治疗？

近些年，随着 DNA 重组技术的进步，以及对肿瘤发生、发展分子机制的逐步阐明，应用基因转移技术治疗恶性肿瘤的研究已取得了长足进步。目前国内外已有近百个基因方案进入了临床试验阶段。可以预测，今后 10 年内高效、简便的基因治疗方法取代现行的治疗前列腺癌等泌尿生殖系统恶性肿瘤的方法将成为现实。

基因转移治疗肿瘤的基本原理，是将一种或数种外源基因经载体导入肿瘤细胞，改变癌细胞的恶性增生表型，加速肿瘤细胞的死亡。因此，治疗性外源基因、载体和接受细胞是基因治疗的三个基本成分，在具体实施前须精心选择。目前常用的基因转移技术主要有：①病毒。包括 RNA 和 DNA 病毒载体。②化学方法。如磷酸钙介导的 DNA 吸收。③膜融合方法。利用包被 DNA 分子的膜性载体。④物理方法。包括显微注射、电和激光打孔导入、高速基因枪导入等。目前在前列腺癌等泌尿系统恶性肿瘤的基因治疗中，最常用的载体为逆转录病毒，其次为腺病毒。

在过去的几年中，基因转移治疗恶性肿瘤的研究虽已取得了很大进展，但尚未见完全治愈的报道。今后 10 年内的主要任务是对现代方法加以改善完备，包括构建特异性高转染率的载体、外源治疗性基因长期高效表达，从而成为治疗前列腺癌特别是转移癌的主要手段。

69. 什么是前列腺癌的介入治疗？

肿瘤的介入治疗是经动脉选择性插管向肿瘤的供养血管内灌注化疗药物并栓塞肿瘤的供养血管，这可以大大提高肿瘤组织内药物的浓度，切断肿瘤的营养来源,促使肿瘤缺血坏死。对于全身各器官的恶性肿瘤,超选择性插管至肿瘤供养动脉进行灌注化疗或栓塞,疗效较全身化疗明显提高,且不良反应少。介入治疗药物多为三种或四种化疗药物联合用药,以协同作战,增强疗效。同时,还可采用 B 超引导下直接穿刺肿瘤,注射无水酒精,直接杀死肿瘤。

对于不能外科手术切除的前列腺癌,或对激素疗法不敏感者,均可行介入治疗,以延长生命、提高患者的生活质量。在外科手术前行动脉灌注化疗,可以减少和防止手术后复发,提高肿瘤的手术切除率。通常把导管超选择地插入膀胱下动脉进行灌注化疗,若难以超选择插管,则置导管在髂内动脉或腹主动脉分叉处,也可予以化疗。臀上和臀下动脉的栓塞或髂内动脉主要分支的同时栓塞,也可取得类同于动脉灌注化疗的效果。常用药物为氟尿嘧啶、顺铂、丝裂霉素 C、阿霉素等。并发症为臀部皮肤溃疡和神经炎,这需要超选择插管或改变导管位置来防止。

五、前列腺疾病的康复

前 列 腺 炎

1. 慢性前列腺炎要不要禁欲?

慢性前列腺炎不需要禁欲。前列腺是男性的生殖腺,它会分泌前列腺液,是构成精液的主要成分。长期禁欲会导致前列腺液流通不畅,引发前列腺疼痛等症状。但性生活过度对男性也是不利的,会使前列腺充血,诱发前列腺炎。因此规律的性活动可以引流前列腺液,从而缓解慢性前列腺炎的疼痛症状。

2. 慢性前列腺炎会传染吗?

慢性前列腺炎分为慢性细菌性前列腺炎和非细菌性前列腺炎。临床上绝大多数慢性前列腺炎是非细菌性前列腺炎,细菌性前列腺炎占5%～15%,且多为普通细菌或条件致病菌。非细菌性前列腺炎一般查不出致病菌,但可以通过抗生素进行治疗。有人认为非细菌性前列腺炎不会给女性带来感染,而细菌性前列腺炎的确存在给女性带来细菌性感染的风险,但由于女方阴道内有较强的抵抗外来细菌感染的能力,因此一般也不会发生传染。出于对女性的尊重和保护,不论是患有非细菌性还是细菌性前列腺炎,建议患者在治疗过程中发生性行为的时候使用安全套,如性行为中没有使用安全套,且女方感到不适,则需要及时去医院就诊。

3. 慢性前列腺炎是否对生育有影响?

前列腺炎的慢性病程和反复发作的特点可影响男性的生育功能,导致不育,其发病率在 5.1%～25.7%。慢性前列腺炎可通过多种途径和机制影响生育功能,包括:①改变精液的性状,影响精子的输送和活力;②增加精液内的白细胞,影响精子的形态和功能;③病原体感染直接或间接损害精子的活动能力和存活率;④慢性前列腺炎引起局部免疫反应增强,导致免疫屏障破坏,精子遭受免疫攻击;⑤氧化应激反应增强,降低精子活动度;⑥内分泌紊乱,血清睾酮水平下降,影响男性生育能力;⑦炎症性的输精管道的部分或完全梗阻;⑧精神心理症状异常,诱发心因性性功能障碍;⑨治疗慢性前列腺炎的方法和药物影响。因此,育龄男性应积极治疗慢性前列腺炎,同时保持良好的心理状态。

前列腺增生

4. 前列腺增生患者有高血压时应注意什么?

高血压是一种多发病和常见病,与前列腺增生症一样多见于老年人。所以,不少前列腺增生症患者同时患有高血压。轻度和中度高血压,不伴有心、脑、肾的损害,或有轻度的心、肾损害,在合理治疗及控制高血压的情况下,并不会增加手术的危险性;但是,重度高血压并已产生心、脑、肾损害者,则手术的危险性增加,并且随器官损害程度或器官功能减退程度的增加,危险性随之增加。所以,对前列腺增生症合并高血压的患者,应注意以下几点:①在专科医生的指导下治疗高血压,将高血压控制在轻度或中度,防止发生器官损害。②前列腺手术前,对于高血压轻度或中度升高的患者,停用降压药 2～3 周,可消除降压药的不良反应,特别是停用干扰交感神经活动的药物,可使患者面对麻醉、手术、失血等情况时发挥自身的调节机制,减少手术的危险,不致对患者产生重要的不利影响。③重度高血压患者手术前应控制血压,主张手术前不停药,而且在麻醉和补液等方面小心谨慎。

5. 前列腺增生合并糖尿病、心脏病应注意什么？

首先应在专科医生的指导下对这些疾病进行系统的治疗。隐性冠心病患者耐受麻醉和手术的能力较强，手术中发生危险的概率较低，但应避免手术中血压过于剧烈波动；对于频发心绞痛的患者，特别是不稳定型心绞痛患者，手术前应积极行扩冠治疗，使心绞痛的发作明显减少或消失，术前不能停用硝酸酯类或钙通道阻滞剂等药物，术中保持血压稳定。对曾出现心肌梗死的患者，术前应给予充分的镇静剂，术时麻醉要适当、止痛要彻底、充分供氧，手术时间尽量缩短。有慢性支气管炎的患者首先应戒烟，有研究指出，停止吸烟后 8 小时，血中一氧化碳水平降至正常健康人水平；停吸 24 小时后，心脏病发作概率降低；停吸 72 小时后，支气管不再痉挛；停吸 1～9 个月后，支气管黏膜出现新的纤毛，抗感染能力增强。同时应给予积极的内科治疗，术前予抗感染治疗，解除或减轻气道梗阻。患者多训练咳嗽、咳痰。合并糖尿病的患者，应注意有无合并神经系统的病变（如膀胱逼尿肌无力等），手术前血糖应降低到接近正常的水平。这既是为了保证手术中的安全，也为了保证伤口的愈合。

6. 患有前列腺增生症应该如何保健？

患有前列腺增生症者，日常需注意：①应避免酒精饮料，因为酒精对前列腺的影响最为明显，它能使前列腺充血水肿，容易造成下尿路梗阻，发生急性尿潴留，所以患者必须严格限制饮酒。②应避免受凉和感冒。③不能有长时间憋尿的习惯。④合并糖尿病的患者要特别注意膀胱神经功能状态。⑤谨慎用抗副交感神经或 α-肾上腺素阻滞剂。

7. 前列腺增生手术后应该注意什么？

前列腺增生术后需要密切监测和观察，以便及时发现和处理术后并发症。注意：①由于麻醉的关系，手术以后患者要去枕平卧至少 6 小时，然后可适当调整体位。②膀胱冲洗停止后,患者可以下床适当轻度活动,但应有专人陪护,如果活动后发现导尿管内液体颜色变红加深,应及时卧床休息。③前列腺增生术后有部分患者会发生膀胱痉挛,表现为下腹部阵发性的胀痛不适伴明显的排尿感觉,严重者会导致前列腺手术创面的继发性出血、导尿管的气囊破裂等,术前检查有严重不稳定性膀胱及低顺应性膀胱者,术后更易发生且症状常常较重。患者发生这种情况后应及时汇报给医生,医生会积极处理,获得良好控制,一般不必有过多顾虑。④开始饮食后,患者一定要多饮水,每日至少 2 500 毫升,同时进食清淡、易消化的食物,避免辛辣刺激饮食,保持大便通畅。排便时切忌过分用力,可口服一些缓泻剂,如大黄苏打片、麻仁丸等润滑肠道、软化大便。⑤出院后应戒烟、限酒,养成良好的生活习惯;应避免长时间久坐、骑自行车、骑马等导致会阴部压迫充血的行为。⑥由于手术会造成射精管开口的破坏及术后留置导尿管等,容易造成逆行尿路感染,容易在术后 1～4 周发生附睾炎,故出院后如果出现阴囊肿大、疼痛、发热等症状,应及时去医院就诊。

8. 耻骨上膀胱造瘘术后如何护理?

耻骨上膀胱造瘘术(图 31)是一种简单的尿流改道方法,常用于那些合并严重心、肺、脑疾病,排尿严重梗阻,有膀胱逼尿肌失代偿或神经源性膀胱的患者。患者通常需要永久性地放置膀胱造瘘管,使尿液在下腹部通过造瘘管流出。所以,耻骨上膀胱造瘘管的护理显得非常重要。要做到:①妥善固定造瘘管,将造瘘管放置在适当的位置,并将其妥善固定,防止发生移位或滑脱。②多饮水,保证一定量的尿液,使膀胱内积聚的细菌和沉渣随尿液而冲走,这样可避免尿路感染的发生,也可避免造瘘管的阻塞。③保持清洁,要保持造瘘口的清洁,每天用冷开水擦净造瘘口周围的分泌物,保持伤口干燥,避免伤口感染。④定期膀胱冲洗,可用生理盐水或呋喃西林溶液冲洗膀胱,一般可每周 1～2 次。⑤定期更换造瘘管,每 4 周更换造瘘管一次。即使造瘘管未发生阻塞也应更换,可避免造瘘管老化而发生断裂。⑥及时更换集尿袋,可每 2 天更换集尿袋,或根据集尿袋的污染程度及时更换。

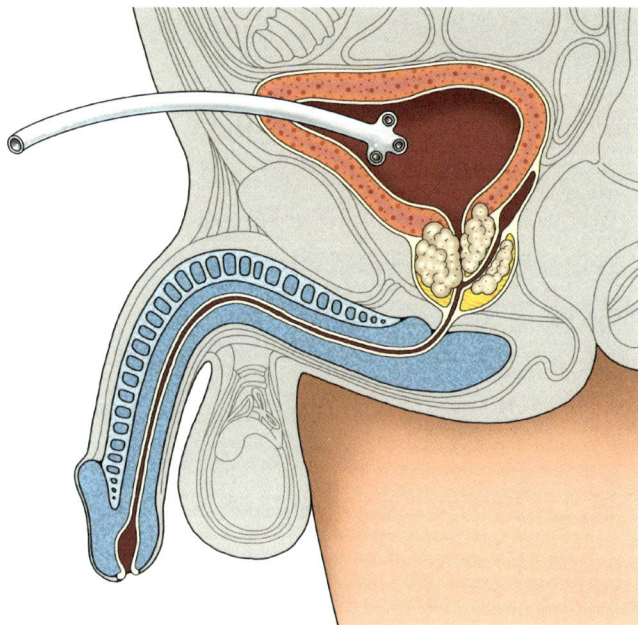

图 31　耻骨上膀胱造瘘术

前 列 腺 癌

9. 前列腺特异性抗原多久检查一次?

　　前列腺特异性抗原多久化验一次,因人而异。一般推荐男性在 50 岁以上开始每年接受一次前列腺特异性抗原检查;对于有前列腺癌家族史的男性人群,从 45 岁开始要定期检查、随访。50 岁以上有下尿路症状的男性,每半年到一年进行一次前列腺特异性抗原检查是有必要的。在血清前列腺特异性抗原异常时或为前列腺癌根治治疗的患者,随访频率需由临床医生根据病情和相关指南来制订。有一些因素会影响到血清前列腺特异性抗原的水平,如直肠指检会引起前列腺特异性抗原的一过性升高,虽然这与医生的操作也有关系,但建议前列腺特异性抗原检查在直肠指检之前完成或者在直肠指检前列腺后 1 周。此外,前列腺特异性抗原检查还应在前列腺按摩后 1 周,膀胱镜检查、导尿等操作 48 小时后,射精 24 小时后,前列腺穿刺 1 个月后进行。前列腺特异性抗原检测时应无前列腺炎、尿潴留等疾病。

10. 前列腺癌根治治疗后还需要随访吗？要做哪些检查？

前列腺癌根治治疗主要有根治性前列腺切除和根治性前列腺放疗。大多数患者经根治性治疗后，血清前列腺特异性抗原会降至谷底，但是，少数患者也出现前列腺特异性抗原"反弹"，甚至逐渐升高。这种情况常常引起患者的不安和恐慌，担心肿瘤是否复发、转移。目前公认前列腺特异性抗原是反映治疗效果，判断预后及监测复发、转移的主要观察指标。临床上根据不同分期的前列腺癌需要治疗后随访，随访方案是不相同的。

对于根治性前列腺切除术的患者，根治手术后 8 周或者更长时间检测前列腺特异性抗原，若前列腺特异性抗原降至 0.1 纳克/毫升或以下，预后较好；若前列腺特异性抗原降至 0.4 纳克/毫升，且持续升高，可能会出现疾病进展。在根治手术后，建议第 1 年每 3 个月进行随访 1 次，第 2～3 年每 6 个月随访 1 次，3 年以后每年随访 1 次，通常随访 5 年。基本的随访项目包括：①病史询问和体格检查；②血清前列腺特异性抗原检测；③直肠指检；④影像学检查。如果没有发现生化复发（连续 2 次前列腺特异性抗原>0.2 纳克/毫升）征象，可以不进行骨扫描或其他影像学检查，但是如果出现骨痛，或其他疾病进展的临床症状，不论前列腺特异性抗原水平如何，都应该进行核素骨扫描、MRI 或 PET–CT 等检查，重新评估疾病的分期。

对于根治性前列腺放疗患者，治疗后随访项目与前面基本相同。在 3～5 年内前列腺特异性抗原最低值达到 0.5 纳克/毫升，预后较好。若放疗后前列腺特异性抗原降至谷底，但是又连续多次前列腺特异性抗原>2 纳克/毫升，称为生化复发。这个标准对预测复发具有很高的敏感性和特异性，并且是远处转移、特异性病死率和总体生存率的良好预测指标。

11. 前列腺癌内分泌治疗如何随访？

内分泌治疗是前列腺癌的重要治疗手段，随访项目如下。

（1）病史询问：了解是否存在早期脊髓压迫的症状，检查不易被发现的压迫;尿路并发症(输尿管梗阻、膀胱出口梗阻)或使骨折风险增加的骨病变。

(2)血清前列腺特异性抗原检测:在开始治疗后起初3个月内需要每月1次监测前列腺特异性抗原。

(3)血清睾酮检测:使用药物去势后1个月复查睾酮,6个月后复查睾酮,可进一步明确药物去势的有效性。如果没有达到去势标准,则应考虑更换药物或者进行睾丸切除术。

(4)代谢并发症及骨转移并发症监测:去势治疗后,由于血清睾酮水平的显著降低可能出现一系列并发症,包括代谢综合征、心血管相关并发症、精神异常和骨骼矿物密度丢失等,进而导致脆性骨折、糖尿病和心血管事件的发生率升高。治疗开始后每3个月检测空腹血糖和糖化血红蛋白(HbA1c),每2年应进行骨密度检测,同时检测血清维生素D和钙浓度。

(5)肌酐、血红蛋白、肝功能和碱性磷酸酶的监测:检查肌酐有助于发现输尿管梗阻或膀胱出口梗阻;检查血红蛋白、肝功能的变化能帮助发现疾病进展和去势治疗后的不良反应,每年至少进行2次肝功能转氨酶水平的检查。

(6)影像学检查:对于去势治疗后前列腺特异性抗原没有升高趋势的无症状患者,没必要常规进行影像学评估。如果出现前列腺特异性抗原上升,提示有去势抵抗的可能,需要调整治疗方案,且需要进行影像学检查。如果出现新的骨痛症状,需要进行核素骨扫描、MRI 或 PET - CT 检查。

12. 前列腺癌根治手术后如何做排尿功能康复?

根治性前列腺切除术是治疗局限性前列腺癌的重要手段,常用而有效,然而,不少患者在进行根治手术后会无法控制尿液排出,这种情况被称为前列腺切除术后尿失禁。术后尿失禁严重影响患者生活质量。据统计,约50%的患者术后会出现尿失禁,其中有一部分无法自行恢复,这些患者在手术后还需要进一步治疗尿失禁,常用的方法包括药物治疗、物理治疗、肌肉锻炼、电磁刺激及手术疗法。

排尿功能康复首选保守治疗,包括对生活方式的干预,如定时排尿、控制液体摄入、减少摄入对膀胱有激惹作用的食物(如咖啡、酒精和辛辣食品等)。对于尿频患者推荐进行膀胱训练和定时排尿。对于伴有膀胱排空障碍或膀胱逼尿肌活动低下的患者,可采用间歇导尿排空膀胱。轻-中度压力性尿失禁患者可进行盆底肌训练,通过增加盆底肌力量提高控尿能力。术前预防性进行盆底肌训练可降低术后尿失禁的严重程度,加速早期尿控功能恢复。术后早期(拔除导尿管后立即)行盆底肌训练亦有助于控尿功能恢复。盆底肌训练对一些术后尿失禁持续 1 年以上的患者依然有效。推荐盆底肌训练结合生物反馈和电刺激等疗法,可使患者更科学、有效地进行锻炼。

药物治疗男性压力性尿失禁的效果不佳,如度洛西丁有轻微效果,但不良反应明显。

如保守治疗 6～12 个月后效果不佳,可考虑外科手术治疗,常见的手术方式有男性吊带术、人工尿道括约肌置入术等。

如前列腺癌根治术后出现尿失禁症状,患者应去手术医生处复诊,医生会建议最适合的治疗方法,经过治疗后,大多数患者可以恢复至术前的排尿功能。

13. 前列腺癌根治术后如何进行性功能康复?

勃起功能障碍是前列腺癌根治手术后最常见的并发症,70％～80％患者会出现,严重影响患者生活质量。因此性功能康复是前列腺癌根治术后恢复的重要一环,旨在维持阴茎血供,避免阴茎萎缩,改善术后勃起功能。那么现在临床治疗常见的方法有哪些呢?

(1) 5 型磷酸二酯酶抑制剂:是目前治疗前列腺癌根治术后性功能障碍的首选口服药物,对改善保留性神经的前列腺癌根治术后性功能障碍的有效率为 35％～75％。众多研究推荐术后立即开始应用,但真正达到最佳疗效在术后 1 年。

(2) 阴茎海绵体内药物注射:通过注射血管舒张剂类药物,减轻阴茎海绵体缺氧造成的组织损伤,也可使海绵体平滑肌松弛而恢复勃起功能。

(3) 尿道内给药:通过将血管舒张剂类药物的半固体栓剂予以尿道内给药,经尿道黏膜快速吸收后使海绵体平滑肌松弛,从而诱发阴茎勃起。

(4) 负压泵助勃器:负压治疗可能是最为古老的勃起治疗方式,能够较好地维持疲软状态阴茎的牵张长度。

(5) 阴茎假体植入术:该手术是指将阴茎假体或支撑体植入阴茎海绵体腔内,取代海绵体丧失的膨胀、勃起、支撑阴茎功能,使患者重新获得性行为的能力,以治疗勃起功能障碍。

　　在前列腺癌根治术后出现勃起功能障碍时,患者应去手术医生处复诊,医生会与患者讨论和沟通,建议合适的治疗方法。经过治疗后,部分患者的性功能可得到改善和康复。

英汉文缩略语对照

缩略语	英文全称	汉文全称
ACP	acid phosphatase	酸性磷酸酶
ADT	androgen deprivation therapy	雄激素剥夺治疗（去势治疗）
AIPC	androgen-independent prostate cancer	雄激素非依赖性前列腺癌
AP	acute protatitis	急性前列腺炎
AS	active surveillance	主动监测
AUA	American Urological Association	美国泌尿外科学会
BMI	body mass index	体质指数
BPH	benign prostate hyperplasia	良性前列腺增生
CP	chronic prostatitis	慢性前列腺炎
cPSA	combined prostate specific antigen	结合前列腺特异性抗原
CRPC	castration-resistant prostate cancer	去势抵抗性前列腺癌
CT	computed tomography	电子计算机断层成像
DHT	dihydrotestosterone	双氢睾酮
DRE	digital rectal examination	直肠指检
EAU	European Association of Urology	欧洲泌尿外科协会
ECT	emission computed tomography	发射型计算机断层成像（全身核素骨显像）

ED	erectile dysfunction	勃起功能障碍
EPS	expressed prostatic secretions	前列腺按摩液
FDA	Food and Drug Administration	食品药品监督管理局
fPSA	free prostate specific antigen	游离前列腺特异性抗原
GRAS	generally recognized as fafe	公认安全
HRR	homologous recambination repair	同源重组修复
I - PSS	intenational prostate symptom score	国际前列腺症状评分
IARC	International Agency for Research on Cancer	国际癌症研究机构
ISUP	International Society of Urological Pathology	国际泌尿病理协会
LHRH - a	luteinizing hormone releasing hormone-aralogue	促黄体生成素释放激素类似物
LUTS	lower urinary tract symptoms	下尿路症状
MAB	maximal androgen blockade	最大限度雄激素阻断
MRI	magnatic resonance imaging	磁共振成像
NCI	National Cancer Institute	国家癌症研究所
NIH	National Institutes of Health	国立卫生研究院
OAB	overactive bladder	膀胱过度活动症
PET - CT	positron emission tomography-computed tomography	正电子发射型计算机断层成像
PCa	prostate carcinoma	前列腺癌
PHI	prostate health index	前列腺健康指数
PIN	prostatic intraepithelial neoplasia	前列腺上皮内瘤

PSA	prostate specific antigen	前列腺特异性抗原
PSMA	prostate specific membrane antigen	前列腺特异性膜抗原
RALS	robot assisted laparoscopic surgery	机器人辅助腹腔镜外科手术
RP	radical prostatectomy	根治性前列腺切除术
T	testosterone	睾酮,睾丸脂酮
tPSA	total prostate specific antigen	总前列腺特异性抗原
TRUS	transrectal ultrasonography	经直肠超声
TUIP	transurethral incision of the prostate	经尿道前列腺切开术
TURP	transurethral resection of the prostate	经尿道前列腺电切
TURS	transurethral resection syndrome	经尿道电切综合征
TUVP	transurethral vaplrigation of the prostate	经尿道前列腺汽化
WHO	World Health Organization	世界卫生组织
γ - Sm	γ-seminoprotein	精浆蛋白

参考文献

［1］ 王国民. 泌尿及生殖系统常见恶性肿瘤防治:120 问与答［M］. 上海:复旦大学出版社,2021.

［2］ 中华医学会男科学分会,勃起功能障碍诊断与治疗指南编写组,孙祥宙. 勃起功能障碍诊断与治疗指南［J］. 中华男科学杂志,2022,28(8):34.

［3］ 中华医学会泌尿外科学分会尿控学组. 男性压力性尿失禁诊断与治疗中国专家共识［J］. 中华泌尿外科杂志,2022,43(9):641 - 645.

［4］ 中国中医药信息学会男科分会. 良性前列腺增生症中西医结合多学科诊疗指南(2022 版)［J］. 中国男科学杂志,2022,36(2):96 - 101.

［5］ 中国中医药信息学会男科分会. 慢性前列腺炎中西医结合多学科诊疗指南［J］. 中国男科学杂志,2023,37(1):15.

［6］ 刘定益. 前列腺疾病诊疗学［M］. 郑州:河南科学技术出版社,2021.

［7］ 苏元华,周文龙. 性激素与前列腺癌［M］. 2 版. 上海:上海科学技术出版社,2020.

［8］ 顾伟杰,朱耀. 2022 版《CSCO 前列腺癌诊疗指南》更新要点解读［J］. 中国肿瘤外科杂志,2022,14(3):224 - 232.

［9］ 黄健,张旭. 中国泌尿外科和男科疾病诊断治疗指南［M］. 北京:科学出版社,2022.

［10］赫捷,陈万青,李霓,等. 中国前列腺癌筛查与早诊早治指南(2022,北京)［J］. 中国肿瘤,2022,31(1):30.

图书在版编目(CIP)数据

问答前列腺疾病/周任远,王国民主编.--上海:
复旦大学出版社,2025.5.-- ISBN 978-7-309-17785
-5

Ⅰ.R697-44

中国国家版本馆 CIP 数据核字第 20256943PV 号

问答前列腺疾病

周任远　王国民　主编

责任编辑/王　瀛

复旦大学出版社有限公司出版发行

上海市国权路 579 号　邮编:200433

网址:fupnet@fudanpress.com　http://www.fudanpress.com

门市零售:86-21-65102580　团体订购:86-21-65104505

出版部电话:86-21-65642845

上海丽佳制版印刷有限公司

开本 787 毫米×1092 毫米　1/16　印张 11　字数 174 千字

2025 年 5 月第 1 版

2025 年 5 月第 1 版第 1 次印刷

ISBN 978-7-309-17785-5/R·2153

定价:80.00 元